新装版

THE CHILDHOOD AUTISM RATING SCALE

CARS

小児自閉症評定尺度

著
E・ショプラー
R・J・ライクラー
B・R・ラナー

監 訳
佐々木 正美

岩崎学術出版社

新装版 CARS に寄せて

　CARS は自閉症スペクトラム障害（広汎性発達障害）の本格的な診断技法として，臨床科学的な検討を積み重ねて，世界でもきわめて早期に開発出版されたものです。開発者の E・ショプラー教授らの，確認された真実（エビデンス）に基づいて，サービスを実践するという姿勢が重く反映されています。わが国でも類書としては最初のものであったと思います。

　多くの臨床や教育等の関係者に愛用されてきましたが，今回新たに日本の記述例を 6 例加えて，新装版として出版されることになりました。高機能自閉症やアスペルガー症候群のためには，現在 TEACCH 部で，新たなものが研究開発されつつあるということです。そちらはまた姉妹編として，翻訳に携わることができれば幸いですが，本書はこのままで，これまでどおりに活用されることを希望します。

　CARS は対象者が自閉症であるかどうか，そしてその特性の軽重がどの程度のものであるかということを確認するものです。自閉症であることが確認され診断された時，さらにその特性の個人的内容を吟味（評価）するためには，やはり TEACCH 部が開発した PEP (Psycho-educational Profile，心理教育診断検査) や AA-PEP (Adolescent & Adult PEP，青年期・成人期心理教育診断検査) を応用するのがよいと思います。

　そしてこの両者は，同時に実施することができるのです。すなわち療育プログラムの計画に直結する，診断と評価を同時に実施することができます。

　活用や実施を繰り返して，習熟されることを希望します。

　昨年（2006 年）7 月 7 日に，ショプラー先生は逝去されました。そして今年（2007）3 月 30 日に先生の死を悼む Memorial Panel Session が，SRCD (Society of Resarch in Child Development) 学会の隔年次大会（ボストン）の中で開催されました。ミシガン大学の C・ロードや英国の M・ラターの発案だったと聞きます。TEACCH の現部長，G・メジボフ教授と私も招かれまして，パネルに参加してきました。

　立ち見出席者も出る盛況の会はロード教授の司会で行われましたが，ラター教授はその中で，世界でいち早く開発された CARS の偉業やショプラー先生の国際的な仕事のしかた等についての称賛を，大変に熱く語っていました。

　この新装版の機会に書き留めておきたいと思います。

2007 年 4 月 8 日

　　　　　　　　　　　　　　　　　　　　　川崎医療福祉大学二子レジデンスにて

　　　　　　　　　　　　　　　　　　　　　　　　　　　　　　　佐々木　正美

THE CHILDHOOD AUTISM RATING SCALE (CARS)
by Eric Schopler, Robert J. Reichler, Barbara Rochen Renner
Copyright © 1986 by Irvington Publishers, Inc.
Japanese translation rights arranged with Western Psychological
Services through Tuttle-Mori Agency Inc., Tokyo.

日本語版 CARS への序文

　本書は，私たちの診断・評価シリーズの日本語による出版物としては，第4巻目になる。このシリーズの著作は，自閉症を診断し確認するための重要な問題に取り組もうとするものであって，特別に意味深いことである。この過程は，時として論争を経ながら，日本と米国の文化的相違によって，さらに複雑な問題をもたらすことがある。そのために私たちの出版物に対する従来の翻訳書にみられるように，翻訳チームの人たちは，その文化的差異を，「自閉症評定尺度——日本的修正」というような表題に示されるような方法で考慮してきたのである。過去，TEACCH部と日本の共同作業者との協力は，両国間の文化的相違を認識し合うことで，いっそう自閉症および発達障害に関する共通の理解を促進してきたといえる。CARSの信頼性や妥当性については，日本では近年国立精神・神経センターの栗田，三宅，勝野の諸氏が報告している。

　このCARS最新版は，1980年に Schopler, Reichler, Devillis, Daly が論文の巻末付録として初版を出して以来，常に注目され使用されてきたが，その間私たちは，以下の3視点からの追加データを集めて，発展させてきた。

　1) 初版は，よく訓練された診断者が，特別に用意された心理テストを実施しながら，自閉症児を観察するやりかたで用いたのである。しかし本書では，その他の療育従事者たちも，この診断法を用

いて誤りなく診断できることが確認された。その他の療育従事者とは，医学生，特殊教育教師，学校心理士(school psychologist)，言語治療士，聴能訓練士などである。

2) 正規のテスト場面を通じての観察に加えて，この尺度は関連の医療カルテの記録，学校のクラスルームでの観察，それに親からの報告などからも評定され得るものとなっている。

3) 最後になったが，今日のアメリカでは本書の出版時点で，他の著者によって，少なくとも5つの若干システムを異にする自閉症診断法が出版されているが，今回の新しい版では，私たちの15の尺度項目がそれぞれ他の5つの診断システムのどの要素に一致するのかを明確にしてあり，CARSの利用者がその尺度項目を他の診断法の対応する構成要素と比較検討することもできるようにしてある。

今後ともCARSと他の診断システムとの論理的なつながりは，引き続き検討され続けることになるであろうが，これら3つの新しい特性を付加したCARSは，より広範な臨床や研究の利用に耐え得るものになっていると思う。

1988年12月

Eric Schopler
（エリック　ショプラー）

監訳者の序：TEACCH プログラムと CARS

　アメリカノースカロライナ州の自閉症の人たちへの治療教育プログラムが，世界的に注目をあびている。このプログラムは TEACCH と呼ばれ，Treatment and Education of Autistic and related Communication handicapped CHildren の略語で，「自閉症および近縁のコミュニケーション障害児の治療と教育」ということを意味している。

　その内容は全州規模のもので，しかも早期幼児期から青年期および成人期まで一貫した理念と方法で，多領域の専門家が家族と協力して取り組む総合的・包括的・学際的な療育プログラムである。たとえばわが国のように，乳幼児健康診査などによる早期診断は地方行政の衛生部，早期療育が民生（福祉）部，学校教育が教育委員会，学校教育終了後の職業問題が労働部といった具合に，タテ割り行政が，相互の有機的な連携機能を失った状態にある社会では，容易に実現できないと思われるような生涯的な総合プログラムである。

　当然のように，青年期以降の自閉症者の社会的リハビリテーションの転帰や予後はよい。1960年代の中頃から 70 年代にかけて，欧米の各地で実施された自閉症成人の生活様態に関する追跡調査によると，40〜80％もの人たちが，家庭や地域社会における生活を困難にして，すでに収容施設や精神病院の中に居住しているという。

　しかしノースカロライナの同じような人びとは，1980 年代に入ってもわずかに数パーセントのみが，精神病院や居住施設の生活を余

儀なくされているにすぎないのである。

　そのTEACCHプログラムの責任者Schopler教授（ノースカロライナ大学医学部）は，かつて彼らの仕事の目的について以下のように語ってくれたことがある。

　プログラムの目的は，自閉症児とその家族を助けるために，全州規模で総合的なサービスを提供することであるが，その目的達成のために，主に次のような分野で特別な作業を実施している。

　1）　まず家庭内の調整に力を注ぐ。そのために州内各地に5つの地域センターを設置して，自閉症児を詳細に診断・評価し，親や家族に子どもをどのように扱いながら育てていくのがよいかを指導・助言している。自閉症児と家族のかかえている困難な問題に対して，直接の援助をしている。

　2）　次いで学校教育に対する施策を重要視している。州内86（1989）の公立学校に自閉症児のための特別学級を設けて，それぞれの学級を担任する教師を訓練したり，すでによく訓練されている人を教師として採用したり，子どもを正しく診断・評価して適切なクラスに配置したりしている。

　3）　職業スタッフの訓練は，教師以外の人たちにも実施される。教師と一緒に，各種治療士，小児科医，精神科医，ソーシャルワーカー，職業訓練士，余暇活動の指導者，グループホームの従事者，その他自閉症の人たちにかかわるすべての療育従事者の訓練が，熱心に行われている。自閉症児・者のかかえている特別なニーズに関して，みんなが共通理解の上にたって仕事をしなければ，自閉症児とその家族の将来をひどく不幸なものにしてしまうという認識をもっている。

　4）　地域社会への対応も大切である。地域社会や学校を拠点とし

て存在する親の会と協力して，社会に対して自閉症児・者の特殊なニーズを知ってもらって，一般市民の理解を求める。職業訓練と就労先の開拓，余暇活動の場の確保，グループホームの設置，家族の休養の援助などは，地域社会全体のサポートを必要とするのである。

5) 以上のような作業は，すべて自閉症の研究成果に基づいて実施されなければならない。いい加減な推測や想像であれこれやった時代はもう終った。確実な研究結果をふまえて，自閉症児とその家族のかかえている問題を正しく理解しないかぎり，本当に効果的な援助はできないはずである。正確な研究成果を重んじる方法によって，家族が一時的には効果があるようにみえても，長期的にみれば有効でない治療や教育法を用いるという過ちをおかさないように援助しなければならない。

このような態度で，以上のような問題に一貫した総合的取り組みを続けてきた TEACCH プログラムは，今やノースカロライナ州のみならず全米各州や諸外国でも，理解や支持が得られるようになってきた。

Schopler 教授は，大略以上のように話してくれた。

CARS は，そのような TEACCH の総合的プログラムのなかで，自閉症児とその家族のために入口となる診断法である。

Schopler 教授らは，自閉症に限らず病名や症候群名をもって呼び得るためには，次の要件のどれかが満たされていなければならないと考えている。すなわち，①絶対的な治療法がある，②原因が判明している，③共通の行動様式がある。

そして現在われわれが自閉症と診断する場合には，上記の①や②には該当せず，かろうじて③の「共通行動」に頼るのみなのである

から，単純に，あるいは純粋に，正常からの行動偏位のみを評定することが重要であるという。

　Schopler 教授の日本語版への序にあるような，今回の改訂がなされる以前に，彼らは最初の CARS の出版時(1980)に，すでに10年以上を費やし，537人（6歳以下57％，6歳以上10歳未満32％，10歳以上11％）の症例について厳密な診断評定を実施している。その結果本文の第2部で詳述されるような,以下の15の領域の行動特性（症状や徴候）が，自閉症にもっとも関連が深いものであるとして，それぞれに評定のための尺度が選定されている。

　[1]人との関係，[2]模倣，[3]情緒反応，[4]身体の使い方，[5]物の扱い方，[6]変化への適応，[7]視覚による反応，[8]聴覚による反応，[9]味覚・嗅覚・触覚反応とその使い方，[10]恐れや不安，[11]言語性のコミュニケーション，[12]非言語性のコミュニケーション，[13]活動水準，[14]知的機能の水準とバランス，[15]全体的な印象。

　この15項目に，正常から重度異常まで連続した尺度評定がなされるが，その評定は，障害の原因の説明となるような事柄を頼りにするのではなく，行動そのものを観察することに徹してなされる。

　自閉症に特徴的な行動は，ほかの障害に起因する行動に類似しているものもあるが，それらが脳障害や精神遅滞による行動として説明や理解が可能かどうかという判断はしないで，その行動が正常からどの程度偏っているかどうかということだけを，単純に評定するものである。

　CARS の評定法は，対象児が自閉症であるかどうかという判断と，同時に自閉症としての行動や適応の障害がどの程度重症なのかという診断的評定も可能にするが，知能発達の程度を評定するものではない。

しかし本法は自閉症候群ともっとも関連の深い行動・機能・適応の障害がよく把握できるもので，自閉症の示す臨床像への理解が深まる上に，個々の症児の治療教育プログラムを計画する上で，重要な資料となる。

　しかも今回の改訂は，その周到な準備の結果，利用者や応用場所の拡大をはかることを可能にしたもので，狭義の専門家以外の療育従事者が，日常の教育や保育の現場を利用しても，診断・評価をすることができるようになったとしている。この方法の広い応用が，わが国においても，自閉症児の治療や教育の充実に一助となることを願ってやまない。

　1989年1月

佐々木　正美

謝　辞

　この検査は 15 年以上にわたって開発し発展させてきたものである。今思い出すことができる以上の同僚諸氏に，一方ならぬお世話になった。中でも特に，著者一同は CARS のより広い使用を可能にするために，データの収集に計りしれない貢献をしてくれたアレクサンドラ・アダムスとスーザン・ローゼンタールに深甚の謝意を捧げたい。マーガレット・ランシングは，評定の症例をたゆまず集めてくれた。ロバート・デビリスとケン・ダリィは CARS 初版のデータとその分析資料を提供してくれた。そして，ボブ・マッコーニィはコンピュータプログラムに献身ともいえる努力を惜しまず，本版のために追加されたサンプルの分析をしてくれた。また，わたしたちのたびかさなる修正を可能にしてくれたのは，ワードプロセッサーに卓越しているスー・エリスの貢献による。以上の人びとに衷心より深謝を捧げる。

　最後に，CARS の改訂版作成にあたっては，合衆国教育省の第 330-80-0841 により一部援助を受けたことを記しておきたい。

序　文

　小児自閉症評定尺度（CARS）は，1971年以来使用されてきた。これはショプラー，ライクラー，デビリス，ダリィ（1980）によって，論文の補足参考資料という形で公刊されている。今回，これを改訂するにあたっては，初版からの継続的な使用に一貫性を保つことを念頭に入れた。しかし，この尺度がより広く使用されるために，追加したデータの分析結果も含めてある。これらの内容は，より広く異なった学問や臨床の領域で訓練された療育従事者によって用いられ，さまざまな応用結果から集めた観察データを使用し，現在用いられている多様な診断システムのいずれかに適合するものは，全部もれなく拾い上げられるように工夫してある。

　改訂以前のCARSは，主として特別な心理検査セッションの中で観察し評定するやりかたで，訓練された診断者によって用いられるのを原則としてきた。このような場面限定性は，今度の改訂で修正され，他領域の療育従事者すなわち医学生，小児科研修医，特殊教育教師，学校心理士，言語治療士，聴能訓練士にもこのCARSが正確に使用できるようになっている。さらに，形式的な検査場面につけ加えて，この尺度ではケース記録や教室内での観察，家族からの適切な報告によっても評定できるようになっている。

　最後に，自閉症を診断するのに，いくつかの微妙に異なったシステムが公刊されているが，本書ではCARSの15項目が，それら5つの主要な診断システムのどれに対応しているかを調べることができ

るように配慮してある．このことは，使用者が他の5つの診断法とCARS尺度の比較対照を試みることを可能にしている．

　このようなCARSの3つの新しい特徴は，広く臨床や研究に用いることができるものであるとともに，一方，他の診断システムとの連続性も確保していることになる．

目　次

日本語版 CARS への序文
監訳者の序：TEACCH プログラムと CARS
謝　辞
序　文

□　セクション I　□
CARS の成り立ちとその信頼性・妥当性

はじめに：小児自閉症評定尺度（CARS）とは　　3

CARS の成り立ち　　4

1. CARS と他の診断基準との関係　　6
2. CARS の長所　　9
3. 15 項目の説明　　10
4. CARS の評定について　　15
   a．信　頼　性　　16
   　1) 内的等質性の信頼性　　16
   　2) 評定者間の信頼性　　16
   　3) 再テストによる信頼性　　17
   b．妥　当　性　　18
   　1) 基準連関妥当性　　18
   　2) 複数条件下での CARS の妥当性　　18
   　3) 他の専門分野の療育従事者によってなされる
   　　 CARS の評定の妥当性　　21

□ セクションⅡ □
CARSの実施マニュアル

1. 利用者の留意点と利用の仕方　25
2. 観察方法と評定方法　26
   - 1　人との関係　29
   - 2　模　倣　31
   - 3　情緒反応　33
   - 4　身体の使い方　35
   - 5　物の扱い方　37
   - 6　変化への適応　40
   - 7　視覚による反応　42
   - 8　聴覚による反応　44
   - 9　味覚・嗅覚・触覚反応とその使い方　46
   - 10　恐れや不安　49
   - 11　言語性のコミュニケーション　52
   - 12　非言語性のコミュニケーション　55
   - 13　活動水準　57
   - 14　知的機能の水準とバランス　59
   - 15　全体的な印象　61
3. CARSの得点の意味　62

付録：CARS記入の実際例　65

文　献　85

□ セクション I □

CARS の成り立ちとその信頼性・妥当性

はじめに
小児自閉症評定尺度（CARS）とは

　小児自閉症評定尺度は，自閉症児と自閉症候群以外の発達障害児とを鑑別するために開発されたもので，15項目からなる行動を通して評定する尺度である。さらに，軽中度の自閉症児と中重度の自閉症児を分類する。これは臨床家が使いやすい形でより客観的に自閉症の診断ができるように，15年以上前に（ライクラー，ショプラー，1971）はじめて考案された。

　CARSの15項目には（a）カナーの最初の自閉症の特徴，（b）クリークによって言及されたその他の特徴（すべてではないが自閉症と考えられる子どもの多くに見受けられる特徴），（c）幼児の症状の特徴を診るのに役立つ追加された尺度，以上が組み込まれている。

CARS の成り立ち

　CARS は約 15 年間，1500 ケース以上に用いられ，その結果を検討・修正して集大成とし，1985 年に改訂版とした。この尺度は，当時利用できる診断分類のための検査には限界があったので，最初研究用の検査法として開発されたものである。オリジナルの評定尺度は，チャペル・ヒルのノースカロライナ大学小児研究プロジェクトにより開発されたもので，英国研究班（クリーク，1964）が報告した自閉症の診断基準にできるだけ一致させることを基本線に置いたものであった。すなわち，カナー（1943）の自閉症の古典的定義がかなり限定されていたので，そのために生ずる混乱を最小限にとどめようとして，当初のものは小児精神病評定尺度 (CPRS)（ライクラーとショプラー，1971）と呼ぶことにしたわけである。しかしながら，現在，自閉症の定義は拡大してきて，もはやカナーが最初に用いた用語に限定することのできない状況となったので，われわれは，この検査を小児自閉症評定尺度 (CARS) と呼ぶことにした。

　オリジナルの尺度は，われわれのノースカロライナ州全域にわたる自閉症とその近縁のコミュニケーション障害児の治療教育部 (TEACCH 部)のプログラムに子どもたちを導入するために，前段階での評価目的に合わせて改訂された。TEACCH は，1966 年に自閉症とその近縁の障害児・者のための最初の州全体に及ぶプログラムとしてスタートし，広範囲なサービス，研究，訓練を実施することを目的としていた。特記すべき取り組みとしては，家庭・学校・

地域社会，すなわちこれらは子どもの生活の3つの主要な領域であるが，この3領域へのサービスを提供することである。家庭に対しては，子どもたちが家庭での適応力を向上させ，家族とうまくやっていくことができるように，両親へのカウンセリングと診断・評価のサービスを5つの地域センターで実施している。学校では，公立学校内に86（1988）の特殊学級を設けて，TEACCH部のスタッフによって訓練を受けた教師が，同時にそれらのスタッフにスーパーバイズされながら，特別な教育に当たっている。地域社会では，おのおのの学校やそれぞれの地域センターを拠点にして，親の会が子どもたちの特別なニーズと地域社会との関係の調整をしている。各地域センターは州立大学の分校のある場所に設置されているが，われわれの研究の大部分はチャペル・ヒルのノースカロライナ大学を中心に行われ，ここでCARSの開発もなされた。

　自閉症児の数値で，特記すべきことはケースの約75％が男子であるということである。年齢分布に関しては，男女とも同じであり，プログラムに入る時の年齢は，6歳未満が約57％，6歳以上10歳未満が約32％，10歳以上が約11％である。来診者の形式上の社会経済階層はホリングスヘッド-レドリッチによる2つの因子（職業と学歴）の指数で第IV階層に位置し，これは5階層のうち下位から2番目の階層ということになる。すなわち，約60％の来診者が第IV階層と第V階層なのである。人種のばらつきは，約67％が白人，約30％が黒人，約3％がその他の人種となっている。これはノースカロライナ州の公立学校でサービスを受ける子どもたちの人種の分布と同じである（ノースカロライナ州教育部報告書，1982-83，p.118）。自験例のほとんどに知的障害がある。これはWISC，メリル・パーマー，ベイリーの検査法のほか，ライター国際動作性尺度のような

標準化された知能検査で測定した結果であるが，IQ 70 未満の者が約71％，70 以上 84 未満の者は約 17 ％，85 以上の者は約 13 ％であった（表1参照）。

表1　人口統計学上の資料全ケース数1606名*

I．性別	女性 371名 (24.3%)	男性 1160名 (75.7%)			
II．人種	黒人 450名 (30.2%)	白人 996名 (66.9%)	その他 43名 (2.9%)		
III．社会階層 （ホリングスへッドによる）	I 128名 (9.1%)	II 131名 (9.3%)	III 317名 (22.4%)	IV 466名 (33.0%)	V 371名 (26.3%)
IV．初期評定時の年齢	0〜5歳 847名 (56.4%)	6〜10歳 480名 (32.0%)	11歳以上 171名 (11.4%)		
V．初期評定時のIQ	0〜69 841名 (70.6%)	70〜84 197名 (16.5%)	85以上 153名 (12.8%)		

*部分的に不明の資料もあるため数値上の総合計数が1606名になっていないことに注意されたい。

1．CARSと他の診断基準との関係

自閉症の診断には5つの主要な診断システムが広く使用されている。すなわち，カナー（1943）の基準，クリーク（1961）の評点，ラター（1978）の定義，全米自閉症協会（NSAC, 1978）の定義，DSM-III (1980) の診断分類である。これらは広く臨床診断や研究に用いられているが，この5つのシステムは尺度化やチェックリスト法にはなっていない。この5つの診断基準は，自閉症の主要な特徴

が部分的に重なり合ってはいるものの，顕著な相違もある。

　われわれは14年前（ライクラーとショプラー，1971）最初の診断評定尺度を開発したわけだが，その当時はカナー（1943）の定義が自閉症診断の主要なシステムであった。われわれの診断評定はクリーク（1961）の示した9項目のポイントに従ったものだが，この9ポイントは小児分裂病をも取り込んで，広い定義に発展させることを意図したものである。さらにクリークの9ポイントは，理論というよりむしろ行動観察に基づいた最初の基準であった。それでもやはりクリークのものを研究に用いるには難しい点があった。その理由は数量化されていなかったためである。発達的な視点が欠けているという点でも，幼児にこれを用いるのには著しい難点があった。クリークの評点は，分裂病の自閉症状を取り込んでいたが，ドマイヤーら（1971）は，小児分裂病についてのクリークの9ポイントは，リムランド（1964）によって示された分裂病よりも，自閉症により密接した徴候を指摘していると報告した。これらの検討がなされたのは自閉症と小児分裂病の鑑別に関するコルヴァン（1971）の研究が，未だ発表されていなかった時期であることに留意しなければならない。

　つぎの3つの診断システムは，ずっと最近になってできたものである。この3つのシステムは，異なった目的をもって開発されたことを反映していくつかの相違がある。ラターの定義（1978）は，カナーやクリーク以来発表された実証的研究を検討し，それらの最大公約数に基づいている。NSAC（1978）の定義は，リトボーの指導下にあるNSAC専門家諮問委員会によって開発されたものであり，社会政策や法律上の目的のほか，一般の人びとの認識を喚起するために意図されたものである。DSM-Ⅲは，米国精神医学会によって作

成された診断分類システムを提示している。これら3つの診断システムは，自閉症の3つの基本的特徴について一致している。すなわち，(1)早期の発症である(30カ月以前)，(2)他者に対する反応が広く障害されている，(3)言語機能および認知機能に障害がある。

　ラターの基準とDSM-IIIは，物に対する奇異な興味と取り扱い方と，決まりきった日課の変化に対する抵抗を，その定義のもっとも基本的な要件としている。NSACの定義では感覚刺激に対する反応の障害を取り上げているが，この障害を，ラターやDSM-IIIの定義以上に特有のものと考えて重視している。これらの診断上の違いは，他の所でさらに議論した（ショプラーとラター，1978）。そして結局，CARSを尺度化する上ではこれら5つの診断システムをもれなく組み入れることにした。次の章ではまずCARSの**尺度の根拠**が述べられ，1つひとつの項目について5つの診断システムと一致しているかどうかが記述されている。特別に関心のある読者には，上述した5つの定義の1つひとつについて，それぞれの子どもが自閉症であるかどうかを決定する評価[訳注1]ができるようになっている。このようにすれば，子どもの住む地域社会で現にある診断上の混乱のいくつかは解決できることになる。

　他に多くの自閉症を評定する図式が公刊されている。これらの中にはラッテンバーグら（1966）によって開発された評定検査も含まれている。この8尺度測定（BRIAAC）は治療効果を評定するために用いられているが，子どもの診断には向かない。自閉症行動観察尺度（BOS）はフリーマンら（1978）により開発され，教育計画用自閉症スクリーニング検査（ASIEP）はクラッグら（1979）によって報告された。またチェックリストE-2がリムランド（1964）によ

訳注1）Aの定義では自閉症の定義を満たしているという評価。

って提案された。しかしながら，診断システムに関する最近の批評の中でパーク（1983）は，これら3つの検査の研究報告には，他の行動障害児についての記述がまったく含まれていないことを指摘している。したがって，それらの方法についてはまだ明確な妥当性は示されていないわけであり，1人ひとりの子どもを診断するために使用できるかどうかもまだ論証されていないことになる。そこで次にCARSの特別に計画された使用法について述べることにする。

2．CARSの長所

CARSは臨床上の直感にたよるのではなく，行動観察と実証的なデータに基づくことを重視している。このことは，専門家が診断を行う特定の臨床の場から，専門家とはちがってもその子どもをよく知っている種々の職業の人が，制限の少ないそれぞれの場所で診断することを可能にした。この尺度は行動上の症状を確認することや種々の研究および診断分類を目的とする場合，極めて有用である。このCARSは，他の検査に比べいくつかの点で重要な長所をもっている。

(a)長い間の実証的研究の成果をとおして得られた，自閉症候群の拡大された概念や，データに基づいた定義を反映していること，他のさまざまな診断基準にも合致させていること。

(b)10数年以上にわたる1500名以上の子どもたちへの使用経験に基づいて，尺度を発展させ精練させてきたこと。

(c)就学前の子どもを含めたすべての年齢の子どもに適用できること。

(d)主観的で名人芸的な判断に取って代わって，直接行動を観察す

ることによって客観的に定量化できる尺度を用いていること。

　いろいろな診断基準が用いられていることや自閉症の診断上の混乱があることは広く知られている。しかしながら，最近はCARSに例証されるような行動による基準が認められつつあり，このような診断基準を受け入れる方向での実証的研究もまた増えてきている。いろいろな研究者の主張の中にはいくつかの相違はあるが，経験的で実証的な事項を重視する潮流にそって自閉症を診断することへの合意はさらに広まってきたし(ショプラー，1983)，またシステマティックな診断に向けての努力もなされつつある。

3．15項目の説明

　本尺度の15項目1つひとつについて説明と，その項目を採用するに至った根拠が以下に述べられている（ショプラー，ライクラー，デビリス，ダリィ，1980）。各項目と5つの主要な診断システムとの関係は，すでに述べてきたが，この5つの診断システムのそれぞれにその項目が主症状として扱われている場合は(主)，副次的な症状として扱われている場合は(副)，その診断システムには含まれていない場合は（無）として示してある。

1　人との関係

　この領域の障害は文献の中での表現はどうであれ，すべての文献に記述されている自閉症の特徴の主症状の1つである。本書で説明した5つの診断システムでも主症状としてあげられている。
　カナー（主），クリーク（主），ラター（主），NSAC（主），DSM-III（主）。

2 模　　倣

　この項目は，ことばに重度の障害をもっている多くの子どもたちが，話しことばの模倣と身体動作の模倣の両方に問題をもっているのでこの中に入れた。模倣する能力は，会話を発達させるのに重要な基礎となると長く考えられてきている。模倣もまた幼児の治療と教育に密接に関係してくる技能であるので，この項目をCARSに入れた。しかしこの領域の障害は，他の診断システムでは自閉症の主症状とはみなされていない。

　クリーク(無)，DSM-III(無)，カナー(副)，NSAC(無)，ラター(副)。

3 情緒反応

　自閉症は情緒的接触の障害と最初考えられた。異常な情緒反応や不適切な情緒反応は広くこの障害の特徴とみなされている。

　クリーク(副)，DSM-III(主)，カナー(主)，NSAC(副)，ラター(主)。

4 身体の使い方

　奇妙な身体の動きのほか，手の平をひらひら動かす動作，手叩き，くるくる回転する運動のような異常な常同行動は，臨床家や研究者によって広く報告されている。このような身体の使い方や動きは，すべての診断システムに採用されている。

　クリーク(主)，DSM-III(主)，カナー(副)，NSAC(主)，ラター(副)。

5 物の扱い方

おもちゃやその他の物に対して不適切な扱いをすることは，他者と不適切な関わりをすることと密接に関連している。このような行動は症例の中にしばしば記述され，ほとんどの診断システムの中で主症状，副症状として扱われている。

クリーク(副)，DSM-Ⅲ(主)，カナー(主)，ラター(主)，NSAC(主)。

6 変化への適応

この領域の障害は，カナーが自閉症のもう1つの主症状としているものである。そして，後続の研究データによっても確認されていて，自閉症の最新の定義にも入っている。

クリーク(主)，DSM-Ⅲ(主)，カナー(主)，NSAC(主)，ラター(主)。

次の3つの尺度は，感覚の異常性について測定するものであり，ゴールドファーブ（1961）やショプラー（1965）によって異常な感覚受容器の優位性として実証的に報告されたものである。これらの研究は，視覚や聴覚のような遠隔受容器の使用を避ける一方で，触覚や嗅覚のような近接受容器の異常な優位的使用を指摘している。オーニッツとリトボー（1968）は，感覚系統における特異な障害で，感覚受容に恒常性が失われた状態であるとしている。これらの項目は，シュライブマンとロバース（1973）によって報告された刺激の過剰選択性にも関連している。2つの遠隔感覚に関するそれぞれの尺度と近接感覚をひとまとめにした1つの尺度は，教育評価や教育計画に直接関係しているのでここに入れてある。

7 視覚による反応

　人とかかわる際の視線回避は，自閉症児に関して広く報告されてきた。このような視線の回避を，おもちゃやその他の物の視覚回避と同様に扱うことは研究上まだ疑問も多いが，この診断システムでは検査項目に含めることで研究に弾みをもたせたい。
　クリーク(主)，DSM-III(主)，カナー(主)，NSAC(主)，ラター(副)。

8 聴覚による反応

　この尺度は，聴覚に関する前述したような遠隔受容器の回避に関するものである。この尺度で評価する聴覚機能は，会話やその他のコミュニケーションスキルを指導する場合に密接に関係してくる。
　クリーク(主)，DSM-III(副)，カナー(副)，NSAC(主)，ラター(副)。

9 味覚・嗅覚・触覚反応とその使い方

　この項目は，自閉症児にときどき観察される痛みについての異常な反応や，しばしば報告されているように，物を口にいれたり，なめたり，においを嗅いだり，擦ったりするようなことに没頭する行動を測定するために設けてある。
　クリーク(主)，DSM-III(無)，カナー(副)，NSAC(主)，ラター(副)。

10 恐れや不安

　異常な恐れや理解できない恐怖反応は自閉症の主要な特徴ではな

い。しかしながら，このような行動はこの検査に含めるのに正当な根拠を十分もつほど，実際によく見られるものである。

　クリーク(主)，DSM-III(副)，カナー(副)，NSAC(副)，ラター(副)。

11　言語性のコミュニケーション
　この項目は自閉症のことばの発達程度を評価する。すなわち，まったくことばをもたない状態から，奇妙なことばや，意味のないことばの使用まで，広い範囲に及ぶものである。自閉症に関する定義もそのほとんどが，この項目で評定される自閉症特有のコミュニケーション行動をこの障害の主な特徴とみなしている。

　クリーク(主)，DSM-III(主)，カナー(主)，NSAC(主)，ラター(主)。

12　非言語性のコミュニケーション
　この項目は，身振りやその他のことばによらないコミュニケーション方法の使用，あるいはそれへの反応を評価するものである。これは，特にことばをもたない子どものコミュニケーション能力を評価するのに有益である。

　クリーク(副)，DSM-III(副)，カナー(副)，NSAC(主)，ラター(主)。

13　活動水準
　一般に異常な活動水準は自閉症の主要な特徴ではないかとみなされている。しかしながら自閉症児にはしばしば観察される徴候であるし，子どもの学習環境の構造化をはかる場合には重要な判断の材

料となる。

　クリーク(無)，DSM-III(無)，カナー(無)，NSAC(副)，ラター(無)。

14　知的機能の水準とバランス

　この項目では，カナーの言う自閉症の主要な特徴の1つを拡大させて述べている。知的機能の遅れと領域間の不均衡の両方を評価するものである。

　クリーク(主)，DSM-III(副)，カナー(主)，NSAC(副)，ラター(副)。

15　全体的な印象

　この項はこれまでの子どもの観察過程を通して，自閉症の程度を全体的に評定するものである。診断セッションで観察し評定されるすべての行動について，量的判断と質的判断の両方を行う。この評定は，14項目からなる評点の合計を出す前に実施しなければならない。

4．CARSの評定について

　1970年から1980年まで，CARSの妥当性と信頼性を確認するために厳密な評定をしてきた。CARSの評定は，最初の診断場面で537名1人ひとりに心理・教育プロフィール（PEP）（ショプラーとライクラー，1979）の作成を実施しているときなされた。この診断セッションは音声も聴取できるワンウェイミラーつきの観察室をもつ5つの地域センターで行われた。評定者はワンウェイミラーの観察窓からその場面を観察し，セッションが終るとすぐに評定を行った。

この研究（ショプラー，ライクラー，デビリス，ダリィ，1980）の結果は以下に示してある。

1981年から1983年まで，CARSの心理測定上の評定を行うために継続研究がなされた。いろいろな集団の被験者がタイプの異なった専門家によって，環境や場面の範囲を広くして評価された。それは，自閉症を専門としていない職業者がCARSを用いても妥当なものかどうかを決めるためであり，それらの人びとは，われわれが自分たちの診断クリニックで実施するのとは異なった条件下で，スクリーニングの工夫をしてこの尺度を実際に用いるであろうと思われる人びとである。このような条件下での信頼性と妥当性の分析結果もまた以下に述べてある。

a．信頼性

1）内的等質性の信頼性

CARSの内的等質性を評定するためにα係数（coefficient alpha）を計算した。α係数は0.94であり，内的等質性が高いことを示した。この測定値は，この尺度が全体として，行動に示される多数の相互に無関係な側面を測定しているというよりも，むしろ単一の現象を測定しているのだということを示している。すなわち，15の各尺度の得点を足して1本化し総得点を出すことが正しいことを示している。この総得点こそ，診断分類を決定するのである。

2）評定者間の信頼性

評定者間の信頼性は，1つひとつの項目について，訓練された2人の人がべつべつに280ケースを評定して検討された。その結果，評定者間の信頼性は15項目で平均0.71であり，評定者間で高い一致率を示した。CARSの15項目についてそれぞれの相関係数は表

2に示してある。

表2 各項目の評定者間の信頼性

項　　目	r^a
1 人との関係	.93
2 模倣	.79
3 情緒反応	.71
4 身体の使い方	.70
5 物の扱い方	.76
6 変化への適応	.63
7 視覚による反応	.73
8 聴覚による反応	.71
9 味覚・嗅覚・触覚反応とその使い方	.78
10 恐れや不安	.67
11 言語性のコミュニケーション	.69
12 非言語性のコミュニケーション	.62
13 活動水準	.67
14 知的機能の水準とバランス	.55
15 全体的な印象	.76

各項目について$p<.001$

3）再テストによる信頼性

CARSの再テストによる信頼性を検討するために，最初の評定から約1年間ずつの間隔を置いて2回の評定を行い，総得点を91ケースについて比較した。相関の結果は時間が経過しても尺度が安定していることを示した。2年目（2回目）と3年目（3回目）の評定の総得点をとりあげたのは，1回目と2回目の評定期間には最初の集中的療育がなされて，自閉的行動の改善がしばしばみられるので，その効果を避けるために選んだのである。相関係数は0.88（$p<0.01$）であり，平均値に（2年目の平均値$\bar{X}=31.5$，3年目の平均値$\bar{X}=31.9$）有意な差はなかった。この結果CARSの評定は，時間が経過しても安定していることを示した。さらに，CARSは子ども

が自閉症か自閉症でないかを判定する診断スクリーニングの検査として用いることができるので，診断分類の2回の評定の一致率をみるためにデータを分析した。2回目と3回目の評定によるCARSの診断は，その時点で82％の一致率であった。カッパ係数（Coefficient Kappa）は，偶然によるパーセントの一致率を補正する指数であるが，0.64であった（0.60以上のカッパ係数は受け入れられる数値である）。これらのデータは，全体的に見てCARSの再テストの信頼性が1年以上の期間をおいてさえなお高いことを示した。

b．妥当性

1）基準連関妥当性

CARSの基準連関妥当性は，同一の診断セッションで得た臨床的な評定と総得点を比較することによって決められた。相関係数は$r=0.84 (p<0.001)$で，CARSの得点は基準となる臨床的な評定と比較した場合にも，高い妥当性をもっていることを示している。さらにCARSの基準連関妥当性は，児童心理学者や児童精神医学者によって独自になされた臨床的な評価を，CARSの総得点と比較するやりかたで確認した。臨床的な評価とは，他からの紹介記録や，両親との面接のほか非構造的場面での子どもとの臨床面接から得られる情報に基づくものである。その相関係数は$r=0.80 (p<0.001)$で，CARSの得点は熟練した専門家の臨床的判定とも一致していることを示した。

2）複数条件下でのCARSの妥当性

臨床施設ではそれぞれ，子どもの診断や評定に用いる手続きを異にしているだろう。それゆえに，評定尺度については多くの場面の結果を比較して，その妥当性を確かめるために妥当性係数を算出す

ることは重要である。CARS は，当初心理・教育プロフィール（PEP）の実施中に観察し評定することができるように開発されたので，TEACCH で評定したすべての子どもには，この PEP の実施中の観察を通して，同時並行的に CARS の評定を行った。いくつかの条件下で検査された CARS の評定の妥当性を検討するために，子どもたちの種々異なった集団について，PEP の実施場面の情報と，(1)両親の面接，(2)教室での観察，(3)ケース記録からの情報が集められ，全体の情報に基づいて CARS の妥当性が評定された。べつべつの場面から得られたそれぞれの得点は，その場面の1つひとつについて基準連関妥当性を求めるために比較された。

　子どもの行動について検討するために，それぞれ診断日を設定して，41名の子どもたちの両親に約1時間ずつセラピストが面接を実施して，子ども1人ひとりについて CARS による評定を行った。両親面接によって得られた CARS の総得点と PEP の実施場面で得られた CARS の総得点を比較した結果，2つの場面のそれぞれの平均値は（PEP 実施場面の平均値 $\bar{X}=32.74$，両親面接での平均値 $\bar{X}=33.67$）で有意差はなかったし（$t=-1.26$, $p>0.10$）相関係数もよい一致率を示した（$r=0.82$, $p<0.01$）。同様にして，両親面接と PEP 実施場面からの CARS による診断スクリーニング（すなわち，自閉症か自閉症でないかの診断分類）については，ケースの90％で一致した。カッパ係数（偶然によるパーセントの一致率を補正する指数）も0.75であった。このようなデータから，両親の面接で収集された情報によっても正しい CARS の評定と診断スクリーニングができることが確認された。

　次に訓練を受けた評定者が TEACCH の学級を訪れ20名の子どもたちを1時間から2時間の間，観察した。この子どもたちはクリ

ニックでPEPによる評定を受ける予定が組まれていた。その結果，学級内の観察で得られたCARS評定の平均値は，PEP実施場面の観察によって得られたCARS評定の平均値との比較で有意な差はなかった（PEP実施場面のCARSの平均値$\bar{X}=32.48$，教室での観察のCARSの平均値$\bar{X}=34.18$，$t=-1.55$，$p>0.10$）。この評定の相関係数（$r=0.73$，$p<0.01$）も高い一致率を示した。同様に，学級内の観察とPEP評定の実施場面で得られた両者のCARSによる診断スクリーニングは，これらのケースで86％の一致率を示した。カッパ係数も0.86であった。このようなデータから，教室内での子どもの観察によって集められた情報からも，正しいCARSの評定と診断スクリーニングが可能であることがわかった。

　最後に，訓練を受けた評定者が，61名のケース記録の中の行動に関する情報を調べてCARSの評定を行った。この子どもたちはクリニックでPEP実施中にもCARSの評定を受けた。この2つの場面を比較しても，両者の間に評定値の平均に有意な差はなかった（PEP実施場面のCARSの平均値$\bar{X}=32.34$，ケース記録からのCARSの平均値$\bar{X}=32.47$，$t=0.20$，$p>0.10$）。この両者の相関係数（$r=0.82$，$p<0.01$）も高い一致率を示している。ケース記録に書かれた行動に関する情報から評定したものと，PEP実施場面の評定では，両者のCARSによる診断スクリーニングは，82％の一致率を示した。カッパ係数も0.63であった。このようなデータから，ケース記録の中の行動に関する記述から得られる情報によっても正しいCARSの評定と診断スクリーニングができることが示唆された。

3）他の専門分野の療育従事者によってなされる CARS の評定の
妥当性

　CARS は，自閉症の専門分野で経験豊かな療育従事者によって開発され使用されてきたが，自閉症についての経験が少ない関連領域の療育従事者にも使用してもらいたいという意図もあった。この関連領域の療育従事者には，それぞれの子どもたちについて自閉症の専門家による高いレベルの評価や治療が必要かどうかを見極めるために，CARS が子どものスクリーニングに役立つということに気づいてほしいのである。

　関連領域の療育従事者によってなされた CARS の評定の妥当性を調べるために，診断場面の見学に診断クリニックを訪れた人びとに CARS についての簡単な解説書を渡し，PEP の実施場面で行動の観察をしながら評定するように依頼した。診断場面での観察に先立って，見学者は CARS の手引き書を 1 時間読むように求められ，さらに時間に余裕があった場合には 30 分間の CARS 訓練用テープを見るように求められた。見学者によってなされた評定は，同じ診断場面でクリニカルディレクターの観察によってなされた基準となる評定と比較された。この研究に参加した 18 名の見学者は，医学生・小児科のレジデント（研修医師）とインターン（医学研修生）・特殊教育の教師・学校心理士・言語治療士・聴能訓練士であった。見学に訪れた療育従事者によってなされた CARS 評定の平均値は，同じ診断場面で観察をした熟練したクリニカルディレクターの CARS 評定の平均値と比較したところ，両者の間に有意な差はなかった（見学者の平均値 $\bar{X}=32.46$，クリニカルディレクターの平均値 $\bar{X}=33.15$，$t=0.92$，$p>0.10$）。見学者によってなされた CARS の得点は，クリニカルディレクターの CARS 得点と比較して顕著に

高い相関を示した。同様に，2つのグループのCARS評定からの診断スクリーニング分類では92％の一致率を示し，カッパ係数も0.81であった。このようなデータから，自閉症の分野での訓練と経験が少ない関連領域の療育従事者によっても，正しいCARSの評定と診断スクリーニングができることがわかった。

□ セクションII□

CARSの実施マニュアル

1. 利用者の留意点と利用の仕方

　CARSを多様な場面で使用し評定していくなかで，われわれは，必ずしも専門的な心理診断士とはいえないさまざまな療育従事者によって使用される場合の，スクリーニングの道具としてのCARSのもつ妥当性についても検討してきた。TEACCH部での試みで，医師・特殊教育の教師・学校心理士・言語治療士・聴能訓練士——これらの人びとは自閉症について関わった経験が少なかったり，訓練もさほど受けていなかったわけであるが——，この療育従事者たちは，CARSを実施中のビデオテープを見たり小冊子を通して訓練を受けることによって，CARSの評定が可能なことを示した。けれども，たとえCARSの評定が両親の面接，教室内での観察，ケース記録による情報のような異なった条件の下でも実施できるからといって，この検査道具だけで自閉症に必要な全体的な診断ができるものではない。この点を留意しておくことは重要である。というのは，他の要素すなわち1人ひとりの行動上の問題，医学的な症状，その他の特徴などはPEPやその他の特別な診断手続きによってさらに詳細に評価されなければならないからである。CARSの訓練用テープと練習用テープはTEACCH部から入手でき，それはTEACCHプログラムに関する情報やTEACCHについての多くの情報源として役に立つものである。

2．観察方法と評定方法

　CARS は，心理検査を実施している間や教室内での行動等の観察のほか，両親からの報告やケース記録からも評定できる。これらのどの情報からも，**尺度項目について必要な情報が含まれている限り**利用することができる。必要な行動上のデータが得られる限り CARS の記述用紙（worksheet）およびスコアリングシート（score-sheet）上に，その関連行動について要約して記入すべきである。この用紙は情報を集めて整理するのに役立つので，本書に添付してある。実際に評定する場合は，すべてのデータの収集が完了するまで評価しては**ならない**。評定者は観察を行う**前に**，15 項目全部の採点基準と項目の内容に精通していなければならない。記述用紙の情報は，このセッションが終って，次の作業に必要な各項目の記述と採点を入念に実施するための手がかりになるものにすぎず，決して採点そのものを意味するものではない。

　観察に際して，子どもの行動は同年齢の正常な子どものものと比較しなければならない。行動が同年齢の子どもと比べて正常ではないと観察された場合，その行動の**特異性，頻度，強度，持続時間**を検討しなければならない。本尺度の目的は，原因についての解釈をもちこまないで行動を評定することである。小児自閉症による行動のいくつかは他の小児期の障害に起因する行動に似ているので，その行動が脳損傷のような障害に起因するとか精神遅滞によるとかというような解釈についての判断はしないで，単にその行動が正常か

らどの程度偏っているかだけを評定することが重要である。総得点と得点のばらつき方が，自閉症児とその他の発達障害児とを区別するだろう。

　観察が終了したら，評定者は実際に CARS の評定をするわけだが，その時に記述用紙のメモ書きを役立てることができる。実際の評定は CARS のスコアリングシート（記述用紙の裏面になる）によってなされるが，スコアリングシートは本書に添付されている。得点を決める前に，評定者が各項目に述べられたすべての行動に関する記述を読んでおくことは有益である。CARS を採点するのに，15 項目の 1 つひとつに 1 点から 4 点までの得点が与えられることになっている。1 点という得点は，その子どもの行動が同年齢の子どもと比べて**正常範囲**にあることを示している。2 点というのは，同年齢の子どもと比べてその子どもの行動に**軽度の異常**があることを意味している。3 点は，同年齢の子どもと比べてその行動に**中度の異常**があることを示している。4 点は，同年齢の子どもと比べて子どもの行動に**重度の異常**があることを示している。さらにこの 4 段階の得点に加えて，それぞれの得点に中位点（1.5，2.5，3.5）があり，これはその行動が 2 つの得点の中間程度だという場合に採点することにしてある。たとえば，ある行動が軽度と中度の異常の中間にある場合，2.5 点とするのである。したがって，1 つひとつの項目について用いられる 7 つの得点は次のようになっている。

　　1 点　　同年齢の子どもと比べて正常範囲内の行動である。
　1.5 点　　同年齢の子どもと比べてごく軽度の異常を示す行動である。
　　2 点　　同年齢の子どもと比べて軽度の異常を示す行動であ

	る。
2.5点	同年齢の子どもと比べて軽度と中度の中間程度の異常を示す行動である。
3点	同年齢の子どもと比べて中度の異常を示す行動である。
3.5点	同年齢の子どもと比べて中度と重度の中間程度の異常を示す行動である。
4点	同年齢の子どもと比べて重度の異常を示す行動である。

　異常さの程度を決めるに際して，評定者は子どもの生活年齢を考慮するだけでなく，行動の**特異性，頻度，強度，持続時間**も考慮すべきことを想起しなければならない。同年齢の正常な子どもからこれらの次元にそって，偏位の程度が大きければ大きいほど，その子どもの行動はより異常であり，得点も高くなるのである。

　次章では15項目の1つひとつが定義されている。すなわち，観察すべき行動の記述がなされ，子どもが反応するであろう状況（留意点）についても述べられている。これらの留意点のつぎに，具体的に4つの評定点とその内容が記述されている。

1　人との関係 (Relating to People)

定　　義

　他の人との相互交渉をもつような，いろいろな状況での子どもの行動を評定する。

留　意　点

　子どもが，大人，きょうだい，仲間と相互交渉をもつチャンスのある構造化された状況と，構造化されていない状況の両方で検討する。また，子どもの反応を引き出すように，執拗な，あるいは熱心な働きかけをすることから，完全に自由に行動させることまで，幅広く子どもの反応を検討する。特に，子どもの反応を引き出すために，大人の指示の量や強さに注意する。

　他者が抱き締めたり，なでたりするような身体接触や他者の感情の身体的な表現に対する子どもの反応，またほめたり，叱ったり罰を与えたりして，それらに対する子どもの反応にも注意する。子どもが，親や他の人に身体的にしがみつく程度も考慮する。子どもが他の人との相互交渉を，自分から始めようとするのかしないのかにも注意する。見知らぬ人に対する敏感さ，よそよそしさ，恥ずかしがり方や見知らぬ人を意識しているかどうかにも留意する。

スコアリング

(1) 人との関係は正常範囲
　子どもの行動は年齢相応である。何かするように言われた時に，多少恥ずかしがったり気むずかしかったり，またはいらいらが見られても同じ年齢の子どもたちに比べ特に度の強いものではない。

(2) 人との関係が軽度の異常
　子どもは，大人とのアイコンタクトを避けるかも知れない。相互交渉を子どもに強く求める場合，大人を避けるか，興奮することがある。また過度に恥ずかしがったり，同年齢の子どものようには大人に反応しない，あるいは同年齢の多くの子どもたちに比べ多少親に密着している。

(3) 人との関係が中度の異常
　子どもはときどきよそよそしく見える（まるで大人に気がついていないかのように見える）。子どもの注意を得るためには，持続的に強力な働きかけを繰り返して行うことがときどき必要である。子ども側からの接触は非常に少ない。接触は，たいてい空虚で感情を伴っていない。

(4) 人との関係が重度の異常
　いつも子どもはよそよそしくしているか，大人のやっていることに無関心である。子どもの方から大人へ反応を示すことや，あるいは大人に接触を求めてくることはほとんどみられない。子どもの注意を得るためには，非常に強力な働きかけを持続して繰り返さないと効果がない。

2 模　倣 (Imitation)

定　義

　言語活動と非言語活動の両方の模倣に視点をおいて評定する。**模倣させる行動は，確実に子どもの能力範囲にあるものを選ばなければならない**。ここでは特殊な課題や行動を達成する能力ではなく，模倣する能力を評価することを忘れないようにする。子どもがいつも自発的にやっているスキル群の中の行動を模倣させることがよいだろう。

留　意　点

　言語模倣には，単純な音を繰り返して発声することから，長い文章を繰り返して言うことまで含まれている。また，身体的な模倣は，手の動作，身体全体の動作，ハサミで切る，鉛筆による図形の模写，おもちゃの遊び方などいろいろ用意する。遊びの一部として，模倣することが期待されていることを，子どもが理解しているかどうかを確かめる。たとえばバイバイ，手遊び，幼児向きのリズムや歌をどのように模倣するか記録する。単純な音と複雑な音，単純な動作と複雑な動作をどのように模倣するかに注意する。

　子どもに模倣する意志がないのか，こちらが模倣するように意図していることが理解できないのか，あるいはこちらがやる行動を模倣するのに必要な発音をすること，話すこと，動作をするこ

とができないのかを確認する。子どもが模倣することを求められている広い範囲の状況に留意する。特に模倣がすぐに生起したか，かなり遅れて生起したかについて注意を払う。

スコアリング
(1)**適切な模倣**
　子どものもつスキルレベルのふさわしいやりかたで，適切に音やことばそして動作の模倣ができる。

(2)**模倣が軽度の異常**
　子どもは，手を叩くことや単一音のような簡単な行動なら，大抵模倣する。ときどき子どもは，再度促されたり，時間がたってからでないと模倣しないこともある。

(3)**模倣が中度の異常**
　子どもは，ごく僅かな模倣しかしないし，それを引き出すために何回もの指示や手助けなど，大変な努力が要求される。模倣は，しばしば遅延する。

(4)**模倣が重度の異常**
　こちらからの促しや援助があったとしても，発音やことばや動作の模倣をめったに，あるいはまったくしない。

3　情緒反応 (Emotional Response)

定　　義

　快適な場面と不快な場面の両方を設定して，子どもの反応を評定する。つまりその状況で，子どもの示す情緒あるいは感情が適切な反応かそうでないかを決定する。そしてこの項目では，反応の**タイプ**と反応の**強さ**の両方について適切かどうかを見る。

留　意　点

　愛情あるいは賞賛を示すような快い刺激や軽いくすぐり，好きなおもちゃや食べ物を与えたり，大騒ぎするような楽しいゲームに導いて，子どもの反応を評価する。また一方で，叱ったり非難したり，好きなおもちゃや食べ物を隠したり，その子どもにとって難しい作業を要求したり，罰や苦痛を与えるような不快な刺激を与えたりして，それらへの反応を評価する。
　不適切な反応の**タイプ**には，叩かれたときに笑うとか，はっきりとした理由もないのに，突然機嫌が変化するようなことも含まれている。不適応な反応の**程度**は，同年齢の正常な子どもが情緒反応を示すような場面において，情緒反応が欠如したり，かんしゃくを起こすことで過剰に反応したり，あるいは些細なことに対して極端に動揺したり，興奮したりすることである。

スコアリング

(1) 年齢相応で状況に適した情緒反応

　顔の表情，姿勢，仕草や態度の変化に示される情緒反応のタイプや程度が適切である。

(2) 情緒反応が軽度の異常

　ときどき情緒反応に，多少の不適切な形でわずかな程度に出現する。またときどきは，周りのものや出来事にちょっと無関心なことがある。

(3) 情緒反応が中度の異常

　情緒反応の不適切なタイプや程度が，その一方か両方で一定の徴候を示す。反応は完全に抑制されていたり，過剰であったりするし，状況に無関係である。特に情緒反応を作り出すようなものや出来事が何もない時でさえ，顔をしかめたり，空笑したり，体を硬直させたりする。

(4) 情緒反応が重度の異常

　状況に適した反応はめったにみられない。いったん子どもが1つの気分に浸ってしまうと，活動を変えたとしても，その雰囲気を変えることは大変に難しい。反対に何の変化もないのに，ごく短期間の間に実にさまざまな情緒反応を示すこともある。

4　身体の使い方 (Body Use)

定　　義

　身体の動作の協応と適切さの両方を評定する。奇妙な姿勢を示す，くるくる回る，手を叩く，身体を揺する，爪先だちで歩く，そして自傷行為のような逸脱行動の有無が評定に含まれる。

留　意　点

　身体を使う遊びに加えて，ハサミで切る，描く，そしてパズル合わせのような活動も考慮にいれる。また，奇妙な仕草で身体を使う頻度やその強さを評定する。これらの行動に固執するかどうかを確かめるために，子どもの奇妙な身体の使い方を禁止してみて，反応を観察することも必要である。

スコアリング

(1)年齢相応に身体を使う

　同年齢の正常な子どもと同じように困難なく，機敏に，そして協応して身体を動かす。

(2)身体の使い方が軽度の異常

　小さな特性としては，ぎこちない動きや反復的な動き，協応のまずさが見られる。しかし次の得点(3)にあるような特異な動作はごくまれにしか見られない。

(3)身体の使い方が中度の異常

　同じ年齢の子どもに比べて，明らかに奇妙か異常な行動がみられる。それらは奇妙な指の動き，特異な指の形や全身の姿勢，身体の硬直化あるいは弛緩，自傷行為，体を揺する，くるくる回る，指をくねくねさせる，爪先だちで歩くなどが相当する。

(4)身体の使い方が重度の異常

　得点(3)にあげたタイプの行動の強さとか頻度が，さらに度を増したものが得点(4)である。それらの行動は，他の活動をしているときや阻止しようとしたときにも，止まることなく続いている。

5　物の扱い方 (Object Use)

定　義

　子どもがおもちゃやその他の物に示す興味（関心）と扱い方の両方を評定する。

留意点

　子どもがおもちゃやその他の物にどのような興味を示すかを見る。特にいろいろな様子を見ることができるので，構造化されていない活動場面を考慮に入れる。これらの場面では，子どものスキルや興味を適切に評価できるので，子どもの示した興味のレベルを記録する。

　特におもちゃの部分だけをぶらぶら揺らしたり，くるくる回すなど不自然なおもちゃの扱い方に注意する。たとえばおもちゃのトラックや車のおもちゃを走らせる代りに，タイヤをくるくる回すことに過度に心を奪われるとか，ブロックのようなおもちゃをいろいろな形やパターンに組み立てるのではなく，1列に並べることだけを繰り返して過剰に反復して使うことなどに注意する。

　また，同じ程度のスキルをもつ正常な子どもが興味を示さないようなものに強い関心を示してしまうようなことにも留意する。たとえばトイレの電気の点灯や消灯に，あるいは流しのながれる水に極端な興味を示し，長時間じっと見つめているとか，電話帳の絵のない文字ばかり並んだリストに心を奪われているとかする

ようなことである。また，おもちゃやその他の物の適切な扱い方を見せてやった後で，子どもが正しい方法か普通の扱い方でそれらを用いることができるかできないかを見極めておかなければならない。

スコアリング

(1) **おもちゃやその他の物への適切な興味と扱い方**

　子どもはおもちゃやその他の物に対して，本人のスキルレベルにふさわしい普通の興味を示し，適切な方法でこれらのおもちゃを扱う。

(2) **おもちゃやその他の物への興味と扱い方が軽度の異常**

　子どものおもちゃに対する興味が普通よりも少ない。あるいはおもちゃやその他の物を叩いたり口にいれて吸ったりするような行動が，普通の年齢を過ぎているにもかかわらず残っていて，不適切で幼稚な遊び方をしている。

(3) **おもちゃやその他の物への興味と扱い方が中度の異常**

　子どもはおもちゃやその他の物に極めて少ない興味しか示さないか，それらを奇妙な方法で扱うことに没頭している。子どもはおもちゃの本来的でない部分に注意を集中したり，物に反射する光に見入ったり，物の一部分だけを繰り返し動かしたり，あるいは1つの物だけで遊び，その他の物では遊ばない。これらの行動は，少なくとも部分的にあるいは一時的には変更させることができる。

(4)おもちゃやその他の物への興味と扱い方が重度の異常

　子どもは得点(3)と同じような行動を示すが，頻度や強さがさらに極端なものである。子どもがこれらの不適切な活動をしているときに，注意を逸らさせることは非常に難しいし，不適切な物の扱い方を変えさせることも，また大変に困難である。

6　変化への適応 (Adaptation to Change)

定　　義
　この尺度は，決まったルーティンやパターンを変化させる場合の困難さや，ある活動から他の活動へと変更する場合の強い抵抗を検討する。この困難さは，前の尺度で評定した行動パターンの反復とも関係している。

留　意　点
　ある活動から他の活動へ変わるときの子どもの反応に注意する。特に，子どもが前にやっていた活動に積極的であったかどうかに注意する。また，パターン化された反応や行動を変えさせようとしたときに見せる子どもの反応に注意する。たとえば，もし子どもを自由にさせておいて，ブロックを独特のパターンで積んでいるような場合，大人がこのパターンを変えようとしたら，子どもはどのように反応するか留意する。
　ルーティンを変えることに対する子どもの反応にも注意する。たとえば，日常生活のルーティンに変化を引き起こすような突然の来客があったとき，違った道を通って学校へ通学したとき，代理の先生や新しいクラスメイトが紹介されたときに，子どもがどんな混乱を示すかを見る。あるいは，子どもが食事や睡眠のような日常生活習慣のなかで，特定の食べ物の"銘柄"とか特定の容器でしか食べたり飲んだりしないような，固執した細かな習慣が確立しているかどうかを観察する。

スコアリング

(1)変化への年齢相応の反応

　子どもがルーティンの変化に気づくか，言われたときに，たいした混乱を示すことなくこの変化を受け入れられる。

(2)変化への適応が軽度の異常

　大人が課題を変化させようとしたときに，子どもは同じ活動を続けたり，同じ材料を使いたがるが，容易に移行できたり変更することができる。たとえば，もしいつもと違う食料品店に行くとか，あるいは新しい道順を通って学校へいくことを促されたような場合，最初は興奮するかも知れないが，子どもは比較的簡単に平静に戻る。

(3)変化への適応が中度の異常

　子どもはルーティンの変化に盛んに抵抗を示す。ある活動を変化させようとしたとき，子どもは前にやっていた活動を続けようとするか動揺のために混乱する。たとえば，子どもは動かされた家具をもとの場所に置き直すことに執着したりする。子どもは確立されたルーティンが変更されたとき，怒ったり悲しんだりする。

(4)変化への適応が重度の異常

　状況に変化が起きたとき，子どもは放置することができないような激しい反応を示す。もし，変化を子どもたちに強制するならば，子どもは極端に怒り，聞き分けがなく，多分かんしゃくを起こすことになるだろう。

7　視覚による反応 (Visual Response)

定　　義

　この尺度では，多くの自閉症児が示す奇妙な視覚的関心のパターンを評定する。この尺度では，子どもが物や教材を見るように要求されたときの反応が含まれている。

留　意　点

　物や人を見るときに，子どもの目が普通に使われているかどうかを見る。たとえば，子どもが横目ばかりで見ているか，社会的な相互関係をもつ場面で相手の目を見るか，あるいはアイコンタクトを避けているかどうか。課題実施中に「見なさい」と何回ぐらい言わなければならないか，また子どもの注意を得るために，子どもの頭をこちらに向けさせる必要があるのかどうかにも留意する。視覚による奇妙な反応には，子どもがくねらせた指をじっと見つめたり，光るものを凝視したり，動きのあるものに没頭して見入るといった独特の行動が観察される。

スコアリング

(1)年齢相応の視覚による反応

　子どもの視覚的行動は，年齢相応に正常で適切である。視覚を新しいものを探索するための手段として，聴覚や触覚のような他の感覚系と統合して用いる。

(2)視覚による反応が軽度の異常

　対象物を見るように，子どもにときどき注意しなければならない。同じ年齢の子どもたちに比べ，鏡や光を見つめることに興味を示し，ときどき空中を凝視することがある。また，子どもは人の目を見ることを避ける。

(3)視覚による反応が中度の異常

　子どもは今自分がしていることに対しても，しばしば「見なさい」と促されなければならない。空中を凝視する，他人の目を回避する，おかしな角度で物を見る，普通にみることができるものでさえ，極端に子どもは目を近づけて見る。

(4)視覚による反応が重度の異常

　いつも人や特定の物を見ることを避けたり，上に記述した視覚的な特異性をいつも極端な形で示す。

8 聴覚による反応 (Listening Response)

定　　義

　音を聴く行動の異常や音に対する普通でない反応を評定する。この尺度には，人間の声とそれ以外の音に対する両方の反応が含まれる。また，いろいろな音への子どもの**関心**についても注意をはらう。

留　意　点

　掃除機，洗濯機，通行中のトラックなどによる特定の生活音に対して，普通ではない好みや恐れを観察し，子どもが音の大きさに対して，不適切に反応したかどうかを記録する。たとえば，子どもはサイレンのような大変に大きな音に対して，あたかもそれが聞こえないように振るまうかと思うと，その一方で，ささやくような大変に小さな声に対して反応することがある。子どもは他の音はまったく気にならないのに，ある特定の音に対しては普通の大きさの音でさえ極端に敏感になり，ひどくびっくりしたり耳を手で覆ったりすることがある。

　ある子どもたちは，何かに没頭しているときだけ音を聴いていることがあるし，他の子どもたちは，無関係な音に気を散らし，今やらなければならない活動から注意がそれることがある。音に対する子どもの**関心**を考察するために必要なことは，音を出すところを子どもに見せないで，音（聴覚刺激）に対する子どもの反

応を確認することである。

スコアリング

(1) 年齢相応の聴覚による反応

　子どもの聴覚行動は，正常であり，年齢相応に適切である。聴覚を，視覚や触覚のような他の感覚と統合して用いることができる。

(2) 聴覚による反応が軽度の異常

　特定の音に対する反応のちょっとした欠如，あるいは特定の音に対する反応がちょっと過剰である。ときどき音への反応が遅延したり，こちらが子どもの注意を得るために，何かで音刺激を繰り返し出す必要がある。子どもはときどき，外部からの無関係な雑音に気を散らすことがある。

(3) 聴覚による反応が中度の異常

　音に対する子どもの反応に一貫性がない。子どもはしばしば初めの何回かはその音を無視することがある。また子どもはいくつかの日常生活音に驚いたり，あるいはこれらの音に対して手で耳を押さえることがある。

(4) 聴覚による反応が重度の異常

　音刺激のタイプに関係なく，音に対して極端で著しく過剰な反応をするか，あるいはそれを回避するか，その両方かいずれかを示す。

9 味覚・嗅覚・触覚反応とその使い方
(Taste, Smell, and Touch Response and Use)

定　　義

　味覚，嗅覚，触覚（痛みを含む）刺激に対する子どもの反応を評定する。また，子どもがこれらの感覚様式を適切に使えるかどうかの評定もする。前の2つの尺度で，聴覚および視覚の"遠隔感覚"について評定し，ここでは"近接感覚"について評定している。

留　意　点

　子どもが特定のにおい，食べ物，味覚あるいは手ざわりを極端に避けたり，あるいは極端に興味を示すかどうかに注意する。子どもがテーブルの表面を触った感じや，毛皮やサンドペーパーのような手ざわりに没頭するかどうか。あるいはおもちゃのブロックやパズルの切片のように，ありふれたもののにおいを嗅ぐかどうか。また，塵や木の葉あるいは材木のような食べられないものを食べようとするかどうかに留意する。

　幼児期にあるような，何でも口の中に入れたり触ったりする探索行動とはちがって，その物の性質と特に関係もない行動を頻繁に，特異なやりかたで，あるいは執拗に続けるような場合は，しっかり識別しなければならない。

　子どもが痛みに対して通常でない反応を示すことも観察する。

痛みに対して過剰に，あるいは逆に弱すぎる反応を示しはしないか。場合によっては，痛みに対する子どもの反応を直接観察するために，子どもをちょっとつねってみる必要があるかもしれない。

スコアリング
(1)味覚，嗅覚，触覚の正常な使用と反応
　子どもは年齢相応の方法で，通常に，それらを触ったり，見たりして，新しい品物を確認しようとする。ある食べ物を食べられるかどうかを調べるときのように，味覚や嗅覚の用い方は適切である。ぶつかる，転ぶ，つねるというような，小さな日常の痛みに対しても，子どもは不快感を表すが，決して過剰な反応ではない。

(2)味覚，嗅覚，触覚が軽度の異常
　子どもは，同年齢のほとんどの子どもたちがもうしなくなっているのに，まだ口に物をもっていくことに固執している。また，子どもはときどき食べられないもののにおいを嗅いだり，なめたりする。正常な子どもが軽度の不快を表すつねりや他の軽度の痛みに対して，普通の反応を示さなかったり，逆に大げさな反応をしたりする。

(3)味覚，嗅覚，触覚が中度の異常
　子どもは，物や人に触る，においを嗅ぐ，味を見ることに中程度の強さで没頭する。痛みに対しても，中程度の異常な反応とか，反応が非常に乏しいか過剰すぎるという意味でも，中程度の異常がみられる。

(4)味覚，嗅覚，触覚が重度の異常

　子どもは，対象物に対して通常の扱い方や興味の示し方はしないで感覚的ににおいを嗅ぐ，味わう，あるいは触ることに没頭する。子どもは，痛みに対してまったく無頓着か，逆にほんの少しの不快なことに対してもひどく強烈に反応する。

10　恐れや不安 (Fear or Nervousness)

定　　義

　異常な恐れや理解のできないような恐れを評定する。同じ程度の発達段階にある正常な子どもが恐れたり不安反応を示すような場面で，それを示さない場合もまた評定に含める。

留　意　点

　不安を示す行動とは，泣く，金切り声をあげる，隠れる，不安反応によるくすくす笑いのような行動である。この評定をするときには，子どもの反応の頻度，強さ，持続時間を考慮にいれる。子どもが示す恐れには，理由とか理解できる点があるかどうかをみる。また，その反応が広範にみられるかどうかも考慮する。すなわち，ある一定の状況の中でみられるのか，それとも多くの状況やあらゆる場面で広く見られるものか。また同年齢の子どもが，同じような場面でこのような反応をするかどうかの検討が必要である。

　子どもの反応の強さは，落ち着かせるのにどれぐらい困難を伴うかによって評定できる。このような反応のタイプには，両親と離れた場合や，子どもに近づいた場合，あるいは抱き上げるなどの身体接触をする遊びのときに起きることがよくある。異常な恐れとしては，雨，人形，指人形，小麦粘土などのような特殊なものに対して起こすこともある。

恐れの異常を意味するもうひとつの型として，正常な子どもが恐れを示すような激しい交通量，あるいは見なれない犬のようなものに対して，適切な恐れを表すことができないことがある。異常に過敏な不安も考慮にいれる。たとえば，子どもが一般にありふれた音や動きに対して，特別に興奮しやすいとか簡単にはっと驚くような反応を示すことがある。

スコアリング
(1)正常な恐れや不安
　子どもの行動は，場面と年齢を考慮にいれると，その両方で適切なものである。

(2)恐れや不安が軽度の異常
　子どもはときどき，軽度の不適切な恐れや不安を示す。それは，同じような状況で同年齢の正常な子どもが示す反応と比較した場合，多少多過ぎるか少な過ぎるかという程度である。

(3)恐れや不安が中度の異常
　子どもは，同じ場面でより幼い子どもと比較して，まったく過剰な恐れを示すか，逆にほとんど反応しない。また恐れのきっかけになったものがなんだったのか，後で突き止めることは難しいし，子どもを落ち着かせることもなかなか困難である。

(4)恐れや不安が重度の異常
　危害の心配がまったくない出来事や品物，あるいは繰り返し経験していることでさえいつも恐れを示す。評価セッションに際し

て子どもは，セッションの全過程で，はっきりとした理由がないのに恐れを示すことがある。また子どもをなだめたり安らぎを与えたりすることは極めて困難である。

　一方子どもは，同年齢の他の子どもたちが避けるような，見なれない犬とか激しい交通量のような危険に対して，適切な心配をすることができない。

11　言語性のコミュニケーション
（Verbal Communication）

定　　義

　話しことばや言語の使い方のあらゆる側面について評定する。話しことばがあるかないかだけでなく、話しことばがある場合でも子どもの発音の特異性、奇妙さ、すべての要素の不適切さもまた評定する。したがって、どのような種類の話しことばがある場合でも、子どもの**語彙数**や、**文法上の構成**、**音色の質**、**声の大きさや発声のリズム**を評定する。そして、子どもの話しことばの**意味内容**がその場面において適切かどうかも評定する。

留　意　点

　発音の特異性、奇妙さ、不適切さについて、その頻度や強さを考慮に入れる。ことばによるコミュニケーション活動を求められたとき、子どもの話しことば、質問への応答、単語や音声の繰り返しが、どのように表現されるかに注意を払う。言語性コミュニケーションの問題には、緘黙や話しことばの欠如、話しことばの学習の遅れ、幼児のようなことば、あるいは特異な表現や意味のないことばを用いることなどが含まれている。

　ことばの特異性には3つの特殊なタイプがある。すなわち代名詞の転倒、反響言語(エコラリア)(オーム返し)、幼児のような喃語がそれである。この3つの特異性は、普通の子どもにみられる年齢を過ぎて

も観察される。代名詞の転倒の例としては，子どもが本当は「**私は，クッキーが欲しい**」と言いたいのに，「**あなたは，クッキーが欲しい**」と言ってしまったり，**あなた**が今クッキーを食べていることを言いたいのに，「**私は，クッキーを食べている**」と言ってしまうような場合がある。

エコラリアとは，同じことばを繰り返したり，あるいはすぐ直前にだれかの言ったことばをオーム返しに言うことである。たとえば，子どもが質問に答えるのではなく，その質問自体を繰り返して言ってしまうことがある。また，子どもは過去に聴いたことを，まったく関係のない場面で再生して言うこともある。これは"遅延エコラリア"と言われている。

幼児が使うような喃語とは，奇妙でメッセージの伝達のできない無意味なことばを示している。ことばのある子どもでも，声の調子やリズム，そして大きさあるいは声の高さを記録することを忘れないようにする。また，これらが普通子どもに現れる年齢を過ぎても，また過度に存続している場合には記録する。

スコアリング
(1)**年齢と場面に相応した正常なことばによるコミュニケーションがとれる。**

(2)**言語性コミュニケーションが軽度の異常**
　話しことばは，全体にわたって遅れを見せている。ほとんどの話しことばは理解できるが，いくらかのエコラリアあるいは代名詞の転倒が一般的に現れる年齢を過ぎてもときどき観察される。

いくつかの特異なことばや幼児のような喃語が，たまに使われる。

(3)言語性のコミュニケーションが中度の異常
　話しことばのない場合もある。しかしそれがあっても，言語性のコミュニケーションは，いくつかの有意味な話しことばと喃語，エコラリア，あるいは代名詞の転倒のような特異な話しことばが混ざりあっている。特異な話しことばの例としてはテレビコマーシャルからのフレーズ，天気予報，野球のスコアーなどが混ざり合った話しことばなどがある。意味のある話しことばが用いられても，過度に質問を繰り返したり，あるいは特別なトピックスに没頭したりする特異性がある。

(4)言語性コミュニケーションが重度の異常
　意味のある話しことばは，まったく用いられない。むしろ子どもは乳幼児のようにキーキー泣く，話しことばに似ているが，異様であったりギャーギャー不快な奇声であったりする。また子どもは，識別できることばやフレーズに固執したり奇妙な使い方をしたりする。

12　非言語性のコミュニケーション
(Nonverbal Communication)

定　義

　顔の表情，姿勢，ジェスチュア，体の動きを使っての子どもの非言語性コミュニケーションを評定する。また，他人からの非言語性コミュニケーションに対する子どもの反応も評定する。もし，子どもが良好な言語性のコミュニケーションスキルをもっていれば，非言語性のコミュニケーションは少ないかもしれない。しかしながら，言語性のコミュニケーションに障害をもつ子どもたちでは，非言語性のコミュニケーションが発達していることもあるし，そうでないこともある。

留　意　点

　子どもがコミュニケーションしたいという要求や欲求をもったときに，子どもが使う非言語性のコミュニケーションを特に考慮する。また，他人からの非言語性のコミュニケーションに対する子どもの反応も記録する。たとえば，食べたいときや遊びたいときに，ジェスチュアを用いたり顔の表情で表したりするのかどうか。子どもが自分の手の代用として大人の手を使うことがあるのかどうか。子どもがある場所に行こうとするとき，ジェスチュアで示すことができるか，あるいはそこに行こうとして大人の手を引っ張ろうとするかどうか，といったことに留意する。

スコアリング
(1)年齢と場面に相応した非言語性のコミュニケーションを使う

(2)非言語性のコミュニケーションが軽度の異常
　非言語性のコミュニケーションの活用がまだ未熟である。たとえば，同年齢の正常な子どもが欲しいものを示すために，正確に指さしたりジェスチュアを使う場面で，子どもはあいまいな指さしか手で引っ張る程度のことしかできない。

(3)非言語性のコミュニケーションが中度の異常
　全体的に，非言語性のコミュニケーションで要求や欲求を表現することはできないし，他人からの非言語性のコミュニケーションを理解することもできない。子どもは，欲しいものを得るために大人の手を引っ張ることはできるが，同じ欲求をジェスチュアや指さしを用いて表現することはできない。

(4)非言語性のコミュニケーションが重度の異常
　子どもは意味のわからない異様で特異なジェスチュアしか使えないし，他人のジェスチュアや顔の表情から意味を理解することはまったくできない。

[13] 活動水準 (Activity Level)

定　　義
　この尺度は，子どもが制約のない自由な場面と，制約された場面の両方で，どのような動きをするかをみる。過剰な活動とか無気力さはこの評定に含まれるものである。

留　意　点
　子どもが自由に遊んでいる場面でどれぐらい活動的か，また「静かに座っていなさい」と言われたときにどんな反応をするか，その両方の場面を考慮に入れて評定する。子どもの活動水準の持続性を見る。もし非活動的なら，子どもをもうすこし活動的にするために促すことができるかどうかやってみる。もし過剰に活動的なら，子どもが平静にもどれるかを見るために，静かに座るように促すとか，あるいは指示することができるかどうかをみる。
　評定を行うときには，子どもの年齢，来所までの所用時間，検査時間の長さ，疲労，飽きのような要因を考慮しなければならない。また，活動水準に影響を与えるかもしれない薬物治療の影響にも注意を払う。

スコアリング
(1)年齢や環境にあった正常範囲の活動水準
　子どもは，同じ場面における同年齢の正常な子どもに比べて，

活動が過剰でもないし，また過少でもない。

(2)活動水準が軽度の異常

　子どもは，多少落ち着きがないか，あるいはどことなく"活気がなく"そしてときどき動きが緩慢である。この活動水準は，子どもの行為や活動が軽度に制約されているものである。一般的に適切な活動水準を維持するために，子どもを促すことは可能である。

(3)活動水準が中度の異常

　子どもは非常に多動で，抑制することは難しい。その動きには，何かにせきたてられているかのような特性がある。また，子どもは限りないエネルギーをもっているかのように見え，夜スムーズに入眠することがない。あるいは反対に，子どもはまったく非活動的で，何か活動をさせるのに多大な努力が必要である。子どもは，身体的な活動を要求される遊びを好まないし，"過度に活気がない"ように見えるだろう。

(4)活動水準が重度の異常

　子どもの活動水準は，極度に活動的かあるいは極度に不活発であり，また一方からもう一方へ変化することさえある。子どもの行動を管理したり，あるいは何か意味のある活動をさせることは非常に困難である。多動は，子どもの実生活のあらゆる側面で観察される。そして，大人が絶えずコントロールする必要がある。子どもが非活動的な場合，何かの活動に対してモチベーションを上げることは非常に困難である。そして，学習あるいは課題を始めるためには，こちらが多大な努力を必要とする。

14　知的機能の水準とバランス (Level and Consistency of Intellectual Functioning)

定　　義

　この尺度は，知的機能の一般的な水準と，いろいろなタイプのスキルに知的なバランスがとれているのか，あるいは知的領域間にアンバランスがあるのか，その両方を検討する。多くの正常な子どもや障害児でも，確かに精神機能のバラツキはある。しかしながらこの尺度では，極端で普通でないものや，カナーの自閉症の定義にある"突出したスキル peak skill"の特徴を探し出すことを意図している。

留　意　点

　ことば，数，概念の使用と理解だけでなく，見たことや聴いたことをうまく思い出せるかどうか，あるいは周りを探索したり，物の使い方を理解するようなことも考慮に入れる。子どもが，一般水準の知的機能の中の1つか2つの領域で，普通ではないスキルを持っているかどうかに注意を払って評定する。たとえば子どもは，数，機械的な記憶，音楽に特別な才能をもっているか。そして，これが適切な年齢や知的機能水準を本当に越えたものであることを，具体的な判断とか傾向で記述する。

スコアリング

(1)知能はいろいろな領域にわたって正常か，適度な構成となって

いる

　同年齢の子どもの知能をもち，普通ではない知的スキルや問題をもっていない。

(2)知的機能が軽度の異常

　同年齢の子どもに比べ，知的機能に遅れがある。そしてスキルは，すべての領域にわたって広く均等に遅れが見られる。

(3)知的機能が中度の異常

　一般に同年齢の子どもに比べて，全体的に知的機能に遅れがある。しかしながら，1つかそれ以上の知的領域で，正常に近い知的機能水準をもっている。

(4)知的機能が重度の異常

　同年齢の子どもに比べ，全体的に知的機能に遅れがあるが，しかし，1つかそれ以上の領域で同年齢の正常な子どもよりも優れている知的機能水準をもっている。特に普通ではもっていないスキル，たとえば，特別な芸術的スキル，音楽の才能あるいは特別な数の才能などをもっている。

15 全体的な印象 (General Impressions)

　この尺度では，他の14項目で定義されているような自閉症の程度について，検査者の主観的な印象に基づいて子どもの全体的な評定をするものである。他の尺度の得点を参考にしたり平均したりは**せずに**，この項目の評定は独立した評定をしなければならない。この尺度作成に当たっては，子どもに関するすべての有用な情報を活用するが，それらは生育歴，親へのインタビューあるいは過去の記録のような資料から得られる。

スコアリング

(1)自閉症ではない
　自閉症の症状の特徴が何もみられない。

(2)軽度の自閉症
　自閉症のいくつかの限られた症状や，あるいはその症状の軽度のもののみがみられる。

(3)中度の自閉症
　自閉症の多くの症状や，あるいはその症状の中程度の強さのものが見られる。

(4)重度の自閉症
　自閉症の多くの症状や，あるいはその症状に極端なものがみられる。

3．CARS の得点の意味

　15 の各項目で評定がなされた後で，総得点は 15 項目 1 つひとつの得点を加算して計算していく。子どもの最終的な分類は，**15 項目全体**の情報に基づいてなされるものであり，いくつかの項目を選んで行ってはならない。CARS のとりうる範囲は最少点 15 点（これは子どもの行動が正常範囲内にあり 15 尺度全部が得点 1 の場合である）から，最高 60 点（これは子どもの行動に重度の異常があり 15 尺度全部が得点 4 の場合である）まである。

　診断分類システムは，CARS の総得点の普遍的意味づけをはかるために，著名な専門家によって自閉症と診断された 1500 名以上の子どもたちについて，CARS の得点を比較や対応させる作業を行い，その結果に基づいてなされてきたものである。さらにこの分類システムは，自閉症の関連領域の療育従事者にも使用が可能なように簡略化されて，以前より容易にできるよう改訂したものである。

　この分類システムでは，30 点未満の子どもは自閉症ではないと分類され，30 点以上の子どもは自閉症と分類される。さらに，自閉症の範囲にある得点を 2 つのカテゴリーに分ける。これは自閉症の重症度の指標を示し，記述上の分類をなすものである。30 点から 36.5 点までの範囲の得点は軽・中度の自閉症を示し，37 点から 60 点は重度の自閉症となる。これを要約して示すと次のようになる。

CARS 総得点	診断分類	記述上の分類	TEACCH プログラムでの%
15〜29.5	自閉症ではない	(自閉症ではない)	46%
30〜36.5	自閉症	軽・中度自閉症	27%
37〜60.0	自閉症	重度自閉症	27%

　われわれの全州規模のプログラムにのった1500名以上の子どもたちに，CARSを使用した経験から約46％（702名）が自閉症ではないと診断され，約54％（818名）が自閉症と診断分類された。自閉症と診断された者の約54％のうち，上述した分類を用いると約半数（405名）は軽・中度自閉症と分類され，残りの半教（413名）は重度自閉症と分類された。

　CARSは「障害（の程度）が連続線上に見い出される（ウィングとゴゥルド，1978)」という自閉症についての考え方に基づいて開発された。したがって，CARSの得点も連続的に与えられている。得点が少なければ少ないほど，子どもの示す行動がより自閉症的でないということであり，得点が高ければ高いほど子どもの示す行動がより自閉症的なものであるということになる。したがって，診断分類（自閉症か自閉症でないかの診断）や評価分類（自閉症の重症度を分類）をするために，得点の連続線上に分岐点を設けることはいくぶん任意的なことである。CARSは主として研究と子どもの治療教育上の分類を行うというTEACCHプログラムのニーズに合わせて開発されたもので，すべての診断ニーズを満たしたいということを意図したものではない。先述したように1520名のCARS得点を著名な専門家の臨床分類と照合比較して，診断分類が一致したもの，自閉症であると誤診されたもの，自閉症ではないと誤診されたもののパーセントを確認した上で，30点という分岐点を設定した。

30点で自閉症か否かを分類する分岐点を設定すると，(専門家との)一致率は87％で，自閉症ではないと誤診したものは14.6％，自閉症であると誤診したもの10.7％であった。37点で自閉症が**重度**か否かを分ける分岐点を設定すると，(専門家との)一致率は88.8％で，誤って重度ではないとしたものが14.4％，誤って重度であるとしたものが10.3％であった。

　したがって，これらの数値はこのような自閉症の診断グループ分類をするためだけの分岐点ではないことがわかる。診断目的に合わせて多くのグループ分けをする上でも，その根拠をもった変数も存在している(ショプラーとラター，1978)。したがって，CARSで用いたものとは別の分岐点を設定することも可能である。しかし，最初に計画されたCARSの目的が，広大な全州にわたる学校組織の中で自閉症児を見つけ出すことにあったので，上述した分岐点は最適のものである。

　最後に，次の点を再度強調しておきたい。CARSを用いた診断分類は，評価の最終到達点ではないということである。それどころか，診断とグループ分けの最初のステップなのであり，子どもの他の側面，すなわち言語・行動・生物学的機能について理解するために必要な個別評価に向けたプロセスの出発点として役立たせるものである。そして，個別評価に向けたプロセスを完成させるためにはPEPのような他の検査道具も必要となってくる。

付録：CARS 記入の実際例

CARS
CHILDHOOD AUTISM RATING SCALE (小児自閉症評定尺度)

ケースNo _____

氏　名　　Robbie　　（男・女）

生年月日　'1982年　2月　10日（6歳　0ヵ月）

評定年月日　1988年　1月　29日（第　　回）

評定者 _____

合計得点　　26　　点

自閉症ではない (15 – 29.5)　✓
軽・中度自閉症 (30 – 36.5)
重度自閉症 (37 – 60)

CARS スコアリングシート

注意：CARSの説明は、別冊を参照のこと。各項目について、該当する番号に丸印をつける。中間は1.5、2.5、…とする。

		正常範囲内	軽度の異常	中度の異常	重度の異常
1	人との関係	1	② 2.5	3 3.5	4
2	模　倣	1	1.5 2 ②.5	3 3.5	4
3	情緒反応	1	1.5 ② 2.5	3 3.5	4
4	身体の使い方	1 ①.5	2 2.5	3 3.5	4
5	物の扱い方	1 ①.5	2 2.5	3 3.5	4
6	変化への適応	① 1.5	2 2.5	3 3.5	4
7	視覚による反応	① 1.5	2 2.5	3 3.5	4
8	聴覚による反応	1 1.5	② 2.5	3 3.5	4
9	味覚・嗅覚・触覚反応とその使い方	1 1.5	② 2.5	3 3.5	4
10	恐れや不安	1 1.5	② 2.5	3 3.5	4
11	言語性のコミュニケーション	1 1.5	2 2.5	③ 3.5	4
12	非言語性のコミュニケーション	1 ①.5	2 2.5	3 3.5	4
13	活動水準	① 1.5	2 2.5	3 3.5	4
14	知的機能の水準とバランス	1 1.5	② 2.5	3 3.5	4
15	全体的な印象	① 1.5	2 2.5	3 3.5	4

合計得点　　26　　点
（合計得点は表紙に転記すること）

CARS記述用紙

1 人との関係 部屋の中にいる見知らぬ人に気づく。自ら進んで教師の手伝いをする。他の子どもと関わりを持とうとしないが、一緒に関わっていくと、視線回避はしない。校庭で関わろうとしてくる子を見ると後ろを向ける。内気のため？	**4 身体の使い方** 異常は観察されない。時々教師の体にぶつけて飛びつくという教師の報告もあり、校庭での活動中にはコンクリート製の異物を口に運び込む。	**8 聴覚による反応** 異常は観察されない。	**12 非言語性のコミュニケーション** 頬の表情で訴える、笑ったりいいえ、うんの返答としてうなずく、首を横に振る、両方の手のひらを上に向けて肩をすくめるボランティアに手を上げて合図する。
2 模倣 ことばの模倣はない。目下「詰しない」。ことばを歌っている間は動作模倣をする。歌を歌ってもらうと首を振る。	**5 物の扱い方** 異常なし。校庭では相大運動用遊具に興味を示し、走り回る。校庭では年齢相応に木や物を使う。	**9 味覚・嗅覚・触覚反応とその使い方** 異常は観察されない。校庭で泣いていても、痛みを感じていないということがあるという教師の報告あり。	**13 活動水準** 教育テレビで「話し合い」の時間に30分間座っている。校庭での活動レベルは正常。
3 情緒反応 物語を歌へは楽しい反応を示す。弁当箱を忘れた時、涙を流すかヒステリックに泣く。「ごめんなさい」と言ったら、恥ずかしがり見こんがり見てみをした。	**6 変化への適応** 異常は観察されないと教師も報告している。学校での時間割の変更を受け入れ、学校では時間割りに従って待つことができる。	**10 恐れや不安** 「内気」に見える。時々校庭で自分の後に誰かがいるかのように首を回わりを見回る奇妙な行動に見える。	**14 知的機能の水準とバランス** 社会性とコミュニケーション能力は遅れている。学校での勉強は多少困難と教師は報告している。クラスでは目立った不均衡はない。
	7 視覚による反応 人を見ることはずかしがる。物に対しての異常な反応はない。	**11 言語性のコミュニケーション** 学校では現在「しゃべらない」。一学期の初めの頃は話をした。11月には有意味な正しい文章を話をした。ごとばは休暇後、再び無言。ことばは理解している。	**15 全体的な印象** 自閉症ではと思われるが多少「異常」さはある。

(Robbie の記述用紙)

CARS

CHILDHOOD AUTISM RATING SCALE (小児自閉症評定尺度)

ケースNo. _____

氏　名　　Kenneth　　　（男）・女

生年月日　1982 年　7 月　23 日（ 5 歳 6 カ月）

評定年月日　1988 年　2 月　5 日（第　　　回目）

評定者　_____

合計得点　　35　　点

自閉症ではない（15～29.5）
軽・中度自閉症（30～36.5）　✓
重度自閉症（37～60）

CARS スコアリングシート

注意：CARS記入用紙の記載事項を熟読してから、各項目に見合う得点を一つずつ選ぶ。
各項目に1つ○をつける。

		正常範囲内		軽度の異常		中度の異常		重度の異常
1	人との関係	1	1.5	2	2.5	③	3.5	4
2	模　倣	1	1.5	2	②.5	3	3.5	4
3	情緒反応	1	1.5	2	2.5	③	3.5	4
4	身体の使い方	1	1.5	②	2.5	3	3.5	4
5	物の扱い方	1	1.5	2	②.5	3	3.5	4
6	変化への適応	1	1.5	2	2.5	③	3.5	4
7	視覚による反応	1	①.5	2	2.5	3	3.5	4
8	聴覚による反応	1	1.5	②	2.5	3	3.5	4
9	味覚・嗅覚・触覚反応とその使い方	1	①.5	2	2.5	3	3.5	4
10	恐れや不安	1	1.5	2	2.5	③	3.5	4
11	言語性のコミュニケーション	1	1.5	2	②.5	3	3.5	4
12	非言語性のコミュニケーション	1	1.5	2	②.5	3	3.5	4
13	活動水準	①	1.5	2	2.5	3	3.5	4
14	知的機能の水準とバランス	1	1.5	2	②.5	3	3.5	4
15	全体的な印象	1	1.5	2	2.5	③	3.5	4

合計得点　　35　　点
（合計得点は表紙に転記すること）

CARS記述用紙

1 人との関係
視線を合わすことが極めて少ない。友達と身体を動かす遊びは好む。大人を「物」のように扱う（大人の手を引っ張る）。求められればキスをしたり、抱きついたりは好む。抱かれることは意識している。他人を意識している。

2 模 倣
動作模倣は良い、歌のときどきジェスチャーをしたり身体を動かして模倣することが多少遅れる。ことばの模倣や発声の模倣は要求されてもしないとき、指示がなくとも遊んでいるときには発声の模倣が教師の報告もある。

3 情緒反応
常に敏感に反応するが、ときどき場面に適切なこともある。感情は手がかりで伝達的ではない。ことばは手がかりでいていたり、「耳を長い間ほうってていたり」、「目を細めたりしていたりする」と教師の報告あり。

4 身体の使い方
多少手をつらうさせたり何物かの姿勢をとることが極端ではない。そのほかしばしば緊張を吸うようか、その他の自己刺激行動はない。

5 物の扱い方
用途どおりに物を扱う。見立てて遊びやブック遊びは全くしない。

6 変化への適応
遊んでいるときに変更されたりを嫌う。中断されることを強く嫌し繰り返す。長い間一連の遊びを繰り返していたと教師の報告あり。30分間も床の汚れをモップで拭いている教師の報告あり。

7 視覚による反応
異常は観察されない。

8 聴覚による反応
自分自身に耳を傾けかのような声をだす（金切り声や叫び声）我慢できる程度。他人の声に耳はかすが、気まぐれに見える。

9 味覚・嗅覚・触覚反応とその使い方
異常は観察されない。

10 恐れや不安
初対面の人には全く混乱を示す。視線が向けられないとき不安、後悔を示す。期待していたことが裏切られると泣く（昼食に期待したデザートが出ない時）。

11 言語性のコミュニケーション
話しことばでのコミュニケーションすることは現在も過去にもない。

12 非言語性のコミュニケーション
助けが欲しいときは大人の手を引っ張る。指差しや身振りでのコミュニケーションはしない。促されれば適切に使える合図をいくつか学習している。

13 活動水準
指示された活動に対して極めて短時間しか注意を向けられない。自分で勝手な事には長続きする。動きすぎされても多動でも寡動でもない。

14 知的機能の水準とバランス
パズルが得意。微細運動、粗大運動の課題はコミュニケーションの理解力・表現力のレベルに相応ではである。

15 全体的な印象
中度自閉症

(Kennethの記述用紙)

CARS

CHILDHOOD AUTISM RATING SCALE（小児自閉症評定尺度）

ケースNo._____

氏　名　　Knight　　　（男・女）

生年月日　1985年　1月　13日（ 3 歳 0 カ月）

評定年月日　1988年　1月　28日（第 _____ 回目）

評定者_____

合計得点　40.5　点

自閉症ではない(15〜29.5)_____

軽・中度自閉症(30〜36.5)_____

重度自閉症(37〜60)　　✓

CARS スコアリングシート

注意：CARS 応答用紙の記録 用紙を参照してから、各 項目の評点を介示する。 (各項目に1つ○をつける)

		正常範囲内	軽度の異常	中度の異常	重度の異常
1	人との関係	1　1.5	2　2.5	3　(3.5)	4
2	模倣	1　1.5	2　2.5	3　(3.5)	4
3	情緒反応	1　1.5	2　(2.5)	3　3.5	4
4	身体の使い方	1　1.5	2　2.5	(3)　3.5	4
5	物の扱い方	1　1.5	2　2.5	(3)　3.5	4
6	変化への適応	1　1.5	(2)　2.5	3　3.5	4
7	視覚による反応	1　1.5	2　2.5	(3)　3.5	4
8	聴覚による反応	1　1.5	(2)　2.5	3　3.5	4
9	味覚・嗅覚・触覚反応とその使い方	1　1.5	2　2.5	(3)　3.5	4
10	恐れや不安	1　(1.5)	2　2.5	3　3.5	4
11	言語性のコミュニケーション	1　1.5	2　2.5	(3)　3.5	4
12	非言語性のコミュニケーション	1　1.5	(2)　2.5	3　3.5	4
13	活動水準	1　1.5	2　2.5	3　3.5	4
14	知的機能の水準とバランス	1　1.5	2　(2.5)	3　3.5	4
15	全体的な印象	1　1.5	2　2.5	3　(3.5)	4

合計得点　40.5　点
(合計得点は表紙に転記すること)

CARS記述用紙

1 人との関係 友達を意識しない。特定の1人の子どもを攻撃する。大人からの多くの指示が必要であるが、大人からの手を握ったりはしない。手を握って楽しんでいるような社会的関わりはない。	4 身体の使い方 頭をこまのように左右に動かす。非常にぎこちない動きの、手をつっぱりのように動かず、手のもとらもと運指の奇妙な動きあり。学校でよく転ぶ。	8 聴覚による反応 過敏な反応は観察されない。名前を呼んでも気づかないが、家ではしばしばレコードの音楽やテレビとよく聞いているという。	12 非言語性のコミュニケーション 要求表現に身体を使う。大きくとびはねる。要求を伝えるときには、大人の手を引いて要求したり、物を用いて要求を伝えるとはしない。ジェスチャーや他の方法での応答もしない。
2 模倣 詰してことばの模倣なし。大人からの音声模倣には注意を払うが、自分の方からは模倣しない。拍手模倣なし。大人からバイバイと手を振ると、その真似になっていまねをすることはばない。	5 物の扱い方 しばしば物を口の中に入れる。手で動かすおもちゃにのみ興味あり。適切なおもちゃ遊びをしない。長い間(30分間)ブロックをぶつけあう。ブロックを持ったり、クルクルまわしたりしている。	9 味覚・嗅覚・触覚反応とその使い方 しばしばほこりに物を入れる。口に物を入れる。なめたりはしない。痛覚反応正常。触覚反応正常。	13 活動水準 動きで素動でない。多動であり歩き回る。ことにはねたり歩き回ったりでバランスも悪いため活動が制限される。
3 情緒反応 顔の表情は穏やかである。しばしば理由なく笑う。いつでも大人と一緒に身体遊びをして、楽しげに笑ったというが、ほほえんだり快感や不安を感じているようすはず、表情にあまり表さない。	6 変化への適応 活動を変更したり、場所を移動する場合、強い抵抗を示す。中断することに困難がある。長い時間同じ遊びを繰り返しやっている。	10 恐怖や不安 見知らぬ人への恐怖はない。時どきイーイーと声をあげて片言で怖がらない。高いところや持ち上げられたり、紧张して怖がっていると思う場合に、しばしば笑う。	14 知的機能の水準とバランス 検査では、重度精神遅滞。コミュニケーション能力や社会性の発達に比べて、粗大運動がかなり良い。
	7 視覚による反応 視線が合わない。鏡を長い間見ている。絵を長く追ない物を見ない。	11 言語性のコミュニケーション 詰しことばはなし。時として片言で「イー、イー」と言う。20の片言した消失したとうようすはば。うことばを理解しているようすはば。	15 全体的な印象 中度ないし重度の自閉症。過去にはいれん発作あり。重度精神遅滞。

(Knightの記述用紙)

CARS

CHILDHOOD AUTISM RATING SCALE (小児自閉症評定尺度)

ケースNo. ＿＿＿＿＿

氏　名　　Nくん　　（男・女）

生年月日　11年 6月 12日（7歳 3カ月）

評定年月日　18年 9月 25日（第　　　回目）

評定者　＿＿＿＿＿

合計得点　20.0　点

自閉症ではない（15～29.5）　✓

軽・中度自閉症（30～36.5）　＿＿＿

重度自閉症（37～60）　＿＿＿

CARS スコアリングシート

注意：CARS記述用紙の記載事項を参照してから、各項目の得点を合計する。
（各項目に1つ○をつける）

		正常範囲内	軽度の異常		中度の異常		重度の異常
1	人との関係	①	1.5	2	2.5	3	3.5	4
2	模倣	①	1.5	2	2.5	3	3.5	4
3	情緒反応	①	1.5	2	2.5	3	3.5	4
4	身体の使い方	1	①.5	2	2.5	3	3.5	4
5	物の扱い方	①	1.5	2	2.5	3	3.5	4
6	変化への適応	①	1.5	2	2.5	3	3.5	4
7	視覚による反応	①	1.5	2	2.5	3	3.5	4
8	聴覚による反応	①	1.5	2	2.5	3	3.5	4
9	味覚・嗅覚・触覚反応とその使い方	①	1.5	2	2.5	3	3.5	4
10	恐れや不安	1	①.5	2	2.5	3	3.5	4
11	言語性のコミュニケーション	①	1.5	2	2.5	3	3.5	4
12	非言語性のコミュニケーション	1	1.5	②	2.5	3	3.5	4
13	活動水準	1	1.5	②	2.5	3	3.5	4
14	知的機能の水準とバランス	1	1.5	2	2.5	3	③.5	4
15	全体的な印象	1	①.5	2	2.5	3	3.5	4

合計得点　20.0　点
（合計得点は表紙に転記すること）

CARS記述用紙

1 人との関係 初対面の検査者にはにかんであいさつできる。最初は緊張していたが、検査者のやっていることをまねようとする。検査者のことをチラチラ見ながらも意識している。	**4 身体の使い方** 全体的にうまくつかえているのか、イスにすわっていても、すぐに崩れた姿勢になってしまう。課題に集中する時には、きちんとすわっていられる。	**8 聴覚による反応** 長い文章だとうまく聞き取れない。	**12 非言語性のコミュニケーション** 困った時に、頭を抱えたり、ふせたりなどのジェスチャーがある。
2 模 倣 4けた数字の復唱、ひし形の模写ができる。 検査者のやっていることをよくまねようとする。 聞いての模倣よりも見ての模倣のほうが得意。	**5 物の扱い方** 物の扱いかたは適切である。	**9 味覚・嗅覚・触覚反応とその使い方** 検査中、「暑い」と言ってトレーナーを脱ぐことがあった。	**13 活動水準** やや活ちつきのない印象。しかし、適切な課題を用意したり、本人の興味を誘うように促ししていけば、その行動はコントロールできる。
3 情緒反応 表情は豊か。 場面に合わせて困ったり、喜んだり。不自然なところは見られない。	**6 変化への適応** 検査の問題が変わることにさほどの抵抗はみられない。	**10 恐れや不安** 初対面の検査者に緊張しているがお母さんとの話では、「暑いね」と言って、それはかってその記憶のせいではないかとのこと。	**14 知的機能の水準とバランス** やや軽度のかなりな遅れあり。能力にはばらつきがあって、ひと通しな複雑な形でもモデルを示だけで完成させてしまう。
	7 視覚による反応 見る力は強いよう。 変な見方をするようなことはない。	**11 言語性のコミュニケーション** 言葉での説明を求めると、やや稚拙な表情（うんとね、えっとね、ばかりで肝心の言葉が出てこない等）になってしまうことがある。	**15 全体的な印象** あまり自閉的な印象はない。

（N くんの記述用紙）

CARS

CHILDHOOD AUTISM RATING SCALE (小児自閉症評定尺度)

ケースNo. _____

氏　名　　 らい　　　　　　　（男）・女）

生年月日　13 年 7 月 1 日（ 5 歳 2 カ月）

評定年月日　18 年 9 月 10 日（第　　回目）

評定者 _____

合計得点　47.5　点

自閉症ではない(15～29.5)　_____

軽・中度自閉症(30～36.5)　_____

重度自閉症 (37～60)　✓

CARS スコアリングシート

注意：CARS記述用紙の記載事項を参照してから、各項目の得点を合計する。
（各項目に1つ○をつける）

		正常範囲内	軽度の異常		中度の異常		重度の異常
1	人との関係	1	1.5	2	2.5	3	③.5	4
2	模倣	1	1.5	2	2.5	3	③.5	4
3	情緒反応	1	1.5	2	2.5	③	3.5	4
4	身体の使い方	1	1.5	2	2.5	③	3.5	4
5	物の扱い方	1	1.5	2	2.5	3	③.5	4
6	変化への適応	1	1.5	②	2.5	3	3.5	4
7	視覚による反応	1	1.5	2	2.5	③	3.5	4
8	聴覚による反応	1	1.5	2	2.5	③	3.5	4
9	味覚・嗅覚・触覚反応とその使い方	1	1.5	2	2.5	3	3.5	④
10	恐れや不安	1	1.5	2	2.5	③	3.5	4
11	言語性のコミュニケーション	1	1.5	2	2.5	3	3.5	④
12	非言語性のコミュニケーション	1	1.5	2	2.5	③	3.5	4
13	活動水準	1	1.5	2	2.5	3	3.5	4
14	知的機能の水準とバランス	1	1.5	2	②.5	3	3.5	4
15	全体的な印象	1	1.5	2	2.5	3	③.5	4

合計得点　47.5　点
（合計点は表紙に転記すること）

CARS記述用紙

1 人との関係 母親となじめず、誰にでも抱きついたり背中にのり、おんぶされようとする。 人をたたくことがとても多い。人との関わりは、一方的で相互的な関係は難しい。人からの介助は嫌がり、その場から離れる。人のことはほとんど意識していない。	**4 身体の使い方** 爪先立ちで歩く。 クルクル回る。 ジャンプする。 手で壁を打ちつける等が見られる。	**8 聴覚による反応** 音玩具に対しても反応に一貫性がない。 耳ふさぎをする。 カスタネット等の音は無視する。	**12 非言語性のコミュニケーション** ジェスチャーや指さしといった表現はみられない。 他人のジェスチャーや指さしにも注目しない。実物を提示して要求を伝えられる。人の手をとりそのところへ持っていく(クレーン)動作で要求を伝えることはある。
2 模倣 音声模倣や物を使った行為の模倣はしない。 音や様子、ハンドベル等の音のおもちゃをまねて音を出す。	**5 物の扱い方** 電車やミニカー等の年齢相応のおもちゃにはまったく興味を示さない。はめ板のピースを回したり、口の中に入れる。光や音の出る玩具、水の流れるシャボン玉の玩具をくり返し見たり開く等を好むが、長くは続かない。	**9 味覚・嗅覚・触覚反応とその使い方** 物を口に入れることが多い。 クレヨンを持ってすぐ食べたり、砂や小石を口に入れる。 人に途中に抱きつく等の身体の匂いをかいだり、身体を押しつける感覚を好む。痛みに対する反応はにぶい。	**13 活動水準** 無目的にウロウロしている。 一つの場所にとどまっていることは難しい。
3 情緒反応 場面にふさわしくなく、顔をゆがめたり空笑する。 泣きやまじめな表情はフラットな印象。 全体的に表情は硬いが、身体を硬直させることもある。	**6 変化への適応** 通園の後の外出先が変わると最初は混乱する。しかし、時間がたつと受け入れられる。	**10 恐れや不安** 母親に抱きつくことができないと、激しく怒り自傷行為(足で床を強く打ちつける等)をする。子どもも落ちつかせることは、なかなか困難である。	**14 知的機能の水準とバランス** 全般に重度域の遅れを有する。視覚的な課題のほうが優位。
	7 視覚による反応 空中を見たり、物を見るとき、斜め横目で見る。 視線は合いにくい。	**11 言語性のコミュニケーション** 音声言語の使用はみられない。 有意語なし。 機嫌のよい時には、発声をする。 機嫌の悪い時には、奇声をあげる。 言語だけの指示には応じられない。	**15 全体的な印象** 自閉症の多くの症状が見られる。

(Sくんの記述用紙)

75

CARS

CHILDHOOD AUTISM RATING SCALE（小児自閉症評定尺度）

ケースNo. ＿＿＿＿＿＿＿＿

氏　名　　　Ａさん　　　　（男・⊛）

生年月日　12 年 8 月 31 日 （ 6 歳 0 カ月）

評定年月日　18 年 9 月 10 日 （第　　　回目）

評定者 ＿＿＿＿＿＿＿＿

合計得点　　18.0　　点

自閉症ではない(15〜29.5)　　✓

軽・中度自閉症(30〜36.5) ＿＿＿

重度自閉症(37〜60) ＿＿＿

CARS スコアリングシート

注意：CARS記述用紙の記載事項を参照してから、各項目の得点を合計する。
（各項目に1つを○つける）

		正常範囲内	軽度の異常	中度の異常	重度の異常
1	人との関係	①	1.5	2	2.5	3	3.5	4
2	模　倣	①	1.5	2	2.5	3	3.5	4
3	情緒反応	①	1.5	2	2.5	3	3.5	4
4	身体の使い方	1	⟨1.5⟩	2	2.5	3	3.5	4
5	物の扱い方	1	⟨1.5⟩	2	2.5	3	3.5	4
6	変化への適応	①	1.5	2	2.5	3	3.5	4
7	視覚による反応	①	1.5	2	2.5	3	3.5	4
8	聴覚による反応	1	⟨1.5⟩	2	2.5	3	3.5	4
9	味覚・嗅覚・触覚反応とその使い方	①	1.5	2	2.5	3	3.5	4
10	恐れや不安	①	1.5	2	2.5	3	3.5	4
11	言語性のコミュニケーション	1	⟨1.5⟩	2	2.5	3	3.5	4
12	非言語性のコミュニケーション	①	1.5	2	2.5	3	3.5	4
13	活動水準	①	1.5	2	2.5	3	3.5	4
14	知的機能の水準とバランス	1	1.5	②	2.5	3	3.5	4
15	全体的な印象	①	1.5	2	2.5	3	3.5	4

合計得点　18.0　点
（合計得点は表紙に転記すること）

CARS記述用紙

1 人との関係 検査者に対してやや緊張したりはにかむ様子があり、人から話しかけられると逃避したり、おもちゃをほめられるとうれしそうに笑顔になる。友好的である。	**4 身体の使い方** 運動面は、やや不器用そうに身体を動かす。物に動作がうまくとれない様子がうかがわれる。	**8 聴覚による反応** 音に対する反応はやや遅いが、異常性はない。
2 模倣 道具の模様や図形の模写など熱心に行う。おもちゃの使い方など人のやり方をよく見て同じようにする。	**5 物の扱い方** 選ぶおもちゃや物の扱い方はいい。おもちゃに対する興味や持続が少ない。	**9 味覚・嗅覚・触覚反応とその使い方** 味覚・嗅覚・触覚いずれも異常性はない様子で、補覚や触覚は家族からも問題は聞かれない。
3 情緒反応 検査に取り組む様子から、チャレンジする様子は生き生きと安定している。	**6 変化への適応** 場面の変化に対応できる。混乱する様子はみられない。	**10 恐れや不安** 子どもの行動は、場所と年齢を考えて過剰である。
	7 視覚による反応 人への視線合わせ、普通。視覚反応は、適切である。	**11 言語性のコミュニケーション** 話し言葉、全体において遅れがある。言葉の表現は弱く、稚拙でエコラリアはない。

12 非言語性のコミュニケーション 音をかしげたり、うなづいたり表情でコミュニケーションできる。ジェスチャーで伝えることもある。	
13 活動水準 多動でも寡動でもない。ペースは全体的にゆっくりである。	
14 知的機能の水準とバランス 全体にやや的な遅れがある。能力間のギャップはない。	
15 全体的な印象 自閉症ではない。	

(Aさんの記述用紙)

CARS

CHILDHOOD AUTISM RATING SCALE（小児自閉症評定尺度）

ケースNo. ＿＿＿＿＿＿

氏　名　　Ｔくん　　（男）・女

生年月日　12 年 11 月 28 日（ 5 歳 10 カ月）

評定年月日　18 年 9 月 25 日（第　　回目）

評定者 ＿＿＿＿＿＿

合計得点　　34.5　　点

自閉症ではない（15～29.5）＿＿＿＿＿
軽・中度自閉症（30～36.5）　　✓
重度自閉症（37～60）＿＿＿＿＿

CARS スコアリングシート

注意：ＣＡＲＳ記述用紙の記載事項を参照してから、各項目の得点を合計する。
（各項目に1つ○をつける）

		正常範囲内		軽度の異常		中度の異常		重度の異常
1	人との関係	1	1.5	2	2.5	③	3.5	4
2	模　倣	1	1.5	②	2.5	3	3.5	4
3	情緒反応	1	1.5	2	②.5	3	3.5	4
4	身体の使い方	1	1.5	②	2.5	3	3.5	4
5	物の扱い方	1	1.5	2	②.5	3	3.5	4
6	変化への適応	1	1.5	2	2.5	③	3.5	4
7	視覚による反応	1	1.5	②	②.5	3	3.5	4
8	聴覚による反応	1	1.5	②	2.5	3	3.5	4
9	味覚・嗅覚・触覚反応とその使い方	1	1.5	2	2.5	3	3.5	4
10	恐れや不安	①	1.5	2	2.5	3	3.5	4
11	言語性のコミュニケーション	1	1.5	2	2.5	③	3.5	4
12	非言語性のコミュニケーション	1	1.5	②	2.5	3	3.5	4
13	活動水準	1	①.5	2	2.5	3	3.5	4
14	知的機能の水準とバランス	1	1.5	2	②.5	3	3.5	4
15	全体的な印象	1	1.5	2	2.5	③	3.5	4

合計得点　　34.5　　点
（合計得点は表紙に転記すること）

CARS記述用紙

1 人との関係
検査者のはたらきかけにはよく反応しているが、いつも検査者を意識しているわけではない。アイコンタクトは乏しい。検査中に一度本人のうしろにおもちゃを落としてくることがあった。

2 模倣
ベルを鳴らすことなど、簡単な模倣らできた。

3 情緒反応
ほとんど無表情。一度だけ、人形がコップを抱く真似をするようにしたときにニヤニヤしていた。

4 身体の使い方
ぎこちない歩き方。ゆっくり歩くようにすることがある。

5 物の扱い方
おもちゃに対する関心には乏しく、たださわったりなでたり、幼い扱い方の印象。

6 変化への適応
いったん楽しめるものを見つけると終わりにすることが難しいが不安定になるほどではない。家では家具の置き場所を換えたり、違う場所に置いた家具を戻すようにこだわることがあると報告あり。

7 視覚による反応
絵が好き。絵に夢中になってしまう。

8 聴覚による反応
音にはよく気づいて反応も適切。ときどき検査者が名前を呼んでも反応しない時があった。

**9 味覚・嗅覚・触覚反応とその使い方
痛みに対する反応がやや弱く、検査中にれに頭をぶつけたが、痛がる様子はなかった。

10 恐れや不安
特に観察されなかった。

11 言語性のコミュニケーション
言葉の発達の遅れあり。オーム返しあり。検査者が聞いたことにピントこない時がある。「やめて」「いらない」等、適切に一語で伝えることができた。

12 非言語性のコミュニケーション
クレヨンがいらない時にクレヨンを押しのけたり、困った時に、検査者の手にふれて教えてほしいことを伝えたりすることがあった。

13 活動水準
1対1の状況では非常に落ちついて課題に取り組むことができた。

14 知的機能の水準とバランス
わずかな遅れあり。ただし物を数えたり、細かなものを積んだりすることは得意で、ばらつきがある。

15 全体的な印象
自閉的な印象はある。

(Tくんの記述用紙)

CARS

CHILDHOOD AUTISM RATING SCALE (小児自閉症評定尺度)

ケースNo. _____
氏　名　　エ　くん　（男）・女
生年月日　15年 6月 7日（3歳 3ヵ月）
評定年月日　18年 7月 25日（第　　回目）
評定者 _____

合計得点　44.0　点

自閉症ではない（15〜29.5）　_____
軽・中度自閉症（30〜36.5）　_____
重度自閉症（37〜60）　　✓

CARS スコアリングシート

注意：CARS記述用紙の記載事項を参照してから、各項目の得点を合計する。
（各項目に1つ○をつける）

		正常範囲内	軽度の異常	中度の異常	重度の異常
1	人との関係	1	1.5	2	2.5	3	(3.5)	4
2	模　倣	1	1.5	2	2.5	3	(3.5)	4
3	情緒反応	1	1.5	2	2.5	(3)	3.5	4
4	身体の使い方	1	1.5	2	2.5	(3)	3.5	4
5	物の扱い方	1	1.5	2	2.5	(3)	3.5	4
6	変化への適応	1	1.5	2	2.5	(3)	3.5	4
7	視覚による反応	1	1.5	2	2.5	(3)	3.5	4
8	聴覚による反応	1	1.5	2	(2.5)	3	3.5	4
9	味覚・嗅覚・触覚反応とその使い方	1	1.5	(2)	2.5	3	3.5	4
10	恐れや不安	1	1.5	2	2.5	(3)	3.5	4
11	言語性のコミュニケーション	1	1.5	2	2.5	(3)	3.5	4
12	非言語性のコミュニケーション	1	1.5	2	2.5	3	(3.5)	4
13	活動水準	1	1.5	2	2.5	(3)	3.5	4
14	知的機能の水準とバランス	1	1.5	(2)	2.5	3	3.5	4
15	全体的な印象	1	1.5	2	2.5	(3)	3.5	4

合計得点　44.0　点
（合計得点は表紙に転記すること）

CARS記述用紙

1 人との関係
アイコンタクトは非常に少なく、ほとんど検査者に名乗しない。ときどき検査者のことを意識して、そっと座椅に座ってくる。ときがあっても、本人はだまされているという感じで、身を固くしていることが多く、交流感はない。

2 模倣
検査者がやってみせていることにほとんど興味を示さない。本人のやっていることを模倣しない。本人のやっていることを周囲がまねてみせると、何回かはこちらを意識するようなときがある。

3 情緒反応
表情は無表情な時が多い。ときどき、何の理由もなくうろたえそうにニヤニヤする反応、いきなりしかめ面をして泣き出すこともある。

4 身体の使い方
たどたどしい走り方。興奮して、目の前で手をヒラヒラふるようにすることが、ときどきある。ときどきつま先立ちで歩をする。

5 物の扱い方
細かいものを集めて並べるのが好き。色板・チップ等がだたまにらかってあそぶ。ぬいぐるみのへりに沿ってくるようにするものおもちゃへの固執はない。

6 変化への適応
絵の具や粘土などはしまりと簡単にははまわれないにはできない。やめさせようとすると、かんしゃくを起こすときがある。

7 視覚による反応
光や色に目を奪われる。
目を細めて空中を見るようにすることがある。細かいものを見る時に、ものすごく顔を近づけて見ることもある。

8 聴覚による反応
名前を呼ばれてもふりむかない。

9 味覚・嗅覚・触覚反応とその使い方
ビー玉やブロックなど、突然口に入れてしまうことがある。ぬいぐるみの感触を確かめるようにそっと触ることがある。

10 恐れや不安
気にへっとものをおしまいにでも、とりあげられるとかんしゃくを起こしてしまう。1日のうちに必ず1回は寝を悪くしてすをあげるが、母親から原因がわからないことも多いと母親からの報告あり。

11 言語性のコミュニケーション
無言語。
寄語あり。
落ちついている時に、意味はわからないが、奇妙な音のつながりな言葉を話すことがある。

12 非言語性のコミュニケーション
人の手をとって、やってもらいたいことを伝えることができる。

13 活動水準
母親の腕の中にもたれてどんどんしているとが多い印象。あるいは、部屋の中をバタバタ走りまわっている時も多く、そういう時はおちつかない印象。

14 知的機能の水準とバランス
らかな遅れ(重度)あり。

15 全体的な印象
自閉的特徴をかなりはっきりもっている。

(Iくんの記述用紙)

CARS

CHILDHOOD AUTISM RATING SCALE (小児自閉症評定尺度)

ケースNo. _____

氏　名　　　D くん　　　　（男）・女）

生年月日　12 年 2 月 3 日 （ 6 歳 7 カ月）

評定年月日　18 年 9 月 10 日 （第　　回目）

評　定　者 _____

合計得点　35.5　点

自閉症ではない (15〜29.5)

軽・中度自閉症 (30〜36.5)　✓

重度自閉症 (37〜60)

CARS スコアリングシート

注意：CARS記述用紙の記載事項を参照してから、各項目の得点を合計する。
（各項目に1つを○つける）

		正常範囲内	軽度の異常	中度の異常	重度の異常
1	人との関係	1	1.5	②	2.5	3	3.5	4
2	模倣	1	1.5	②	2.5	3	3.5	4
3	情緒反応	1	1.5	②	2.5	3	3.5	4
4	身体の使い方	1	1.5	②	2.5	3	3.5	4
5	物の扱い方	1	1.5	2	2.5	③	3.5	4
6	変化への適応	1	1.5	②	2.5	3	3.5	4
7	視覚による反応	1	1.5	2	②.5	3	3.5	4
8	聴覚による反応	1	1.5	2	②.5	3	3.5	4
9	味覚・嗅覚・触覚反応とその使い方	1	1.5	2	2.5	3	3.5	4
10	恐れや不安	1	1.5	②	2.5	3	3.5	4
11	言語性のコミュニケーション	1	1.5	2	2.5	③	3.5	4
12	非言語性のコミュニケーション	1	1.5	②	2.5	3	3.5	4
13	活動水準	1	1.5	2	2.5	3	3.5	4
14	知的機能の水準とバランス	1	1.5	2	②.5	3	3.5	4
15	全体的な印象	1	1.5	2	2.5	③	3.5	4

合計得点　35.5　点
（合計得点は表紙に転記すること）

CARS記述用紙

1 人との関係 恥ずかしがらって、人や他の方を見ない。頭をそむけ、視線をはずす。	**4 身体の使い方** そこらじゅう歩きまわってしまう。すぐに走ってしまう。ときどき手足先の運動も不器用さがあり、ハサミやはしがうまく使えない。	**8 聴覚による反応** 掃除機の音や雑音を嫌がる。音楽が途中で止まるのを怖がることがある。	**12 非言語性のコミュニケーション** あいまいな指さしや、手さしではあるが、他人のジェスチャーがわからないときがある。
2 模 倣 手拍子がうまくとれない。えんぴつやクレヨンによる模写などは苦手である。	**5 物の扱い方** 電車が好きだが、車輪をまわしたり、ドアの開閉をくり返し行う。他のおもちゃやウルトラマン、ウォーターパレーなど定型のものを好む。	**9 味覚・嗅覚・触覚反応とその使い方** 手や足の裏が汚れるのを嫌う。顔に水がかかるのも嫌う。編みにくに対してだしにぶいところがある。	**13 活動水準** ウロウロして落ちつきがない印象。しかし、気に入ったおもちゃにはとり組める。
3 情緒反応 そこらにいさいがある。	**6 変化への適応** 食事は「いただきます」「ごちそうさま」の合図がないと開始や終了がうまくできない。	**10 恐れや不安** 何をしたらよいのかわからなかったり、自分の思惑からはずれると不安が強くなり、一方的なおしゃべりが多くなる。	**14 知的機能の水準とバランス** 軽度域の知的な遅れを有する。動作性課題＞言語性課題のプロフィールは明らかである。
	7 視覚による反応 電車やトンネル、ホールが落ちてくる瞬間を、ときどき自分の目の高さで見たいため部屋のドアの開閉を、たまにくり返し自分で行い、その様子を見ている。	**11 言語性のコミュニケーション** 即時性および遅延性のエコラリアがある（電車内や駅のアナウンスを言う）。挨拶ことばや受身の使い方が逆で反対のことを言う。例：「ただいま」と言うところ、「おかえりなさい」と言う。電車の話題が多い。	**15 全体的な印象** 自閉症のいくつかの症状、その症状の中〜軽度のものがみられる。

（Dくんの記述用紙）

文　献

1. Creak, M. (1961). Schizophrenia syndrome in childhood: Progress report of a working party. *Cerebral Palsy Bulletin, 3,* 501–504.
2. DeMyer, M. K., Churchill, D. W., Pontius, W. & Gilkey, K. M. (1971). A comparison of five diagnostic systems for childhood schizophrenia and infantile autism. *Journal of Autism and Childhood Schizophrenia, 1,* 175–189.
3. American Psychiatric Association. (1980). Diagnostic and Statistical Manual of Mental Disorders (3rd ed.). Washington, DC.
4. Freeman, B. J., Ritvo, E. R., Guthrie, D., Schroth, P., Ball, J. (1978). The Behavior Observation Scale for Autism: Initial methodology, data analysis, and preliminary finding. *Journal of the Academy of Child Psychiatrists, 17,* 576–588.
5. Goldfarb, W. (1961). *Childhood Schizophrenia.* Cambridge, MA: Harvard University Press.
6. Hollingshead, A., & Redlich, F. (1958). *Social Class and Mental Illness.* New York: Wiley.
7. Kanner, L. (1943). Autistic disturbances of affective contact. *Nervous Child, 2,* 217–250.
8. Kolvin, I. (1971). Studies in the childhood psychoses: I. Diagnostic criteria and classification. *British Journal of Psychiatry, 118,* 381–384.
9. Krug, D. A., Arick, J. R., & Almond, P. J. (1979). Autism screening instrument for educational planning: Background and development. In J. Gilliam (Ed.). *Autism: Diagnosis, instruction, management and re-*

search. Austin: University of Texas at Austin Press.
10. National Society for Autistic Children. (1978). National Society for Autistic Children definition of the syndrome of autism. *Journal of Autism and Developmental Disorders, 8*, 162–167.
11. Ornitz, E. M., & Ritvo, E. R. (1968). Perceptual inconstancy in early infantile autism. *Archives of General Psychiatry, 18*, 76–98.
12. Parks, S. L. (1983). The assessment of autistic children: A selective review of available instruments. *Journal of Autism and Developmental Disorders, 13*, 255–267.
13. Reichler, R. J. & Schopler, E. (1971). Observations on the nature of human relatedness. *Journal of Autism and Childhood Schizophrenia, 1*, 283–296.
14. Rimland, B. (1964). *Infantile Autism*. New York: Appleton Century Crofts.
15. Ruttenberg, B. A., Dratman, M. L., Frakno, J. & Wenar, C. (1966). An instrument for evaluating autistic children. *Journal of the American Academy of Child Psychiatrists, 5*, 453–478.
16. Rutter, M. (1978). Diagnosis and definition of childhood autism. *Journal of Autism and Developmental Disorders, 8*, 139–161.
17. Schopler, E. (1965). Early infantile autism and receptor processes. *Archives of General Psychiatry, 13*, 327–335.
18. Schopler, E. (1978). On confusion in the diagnosis of autism. *Journal of Autism and Developmental Disorders, 8*, 137–138.
19. Schopler, E. & Rutter, M. (1978). Subgroups vary with selection purpose. In M. Rutter & E. Schopler (Eds.). *Autism: A Reappraisal of Concepts and Treatment*, pp. 507–517. New York: Plenum Press.
20. Schopler, E. & Reichler, R. J. (1979). Individualized assessment and treatment for autistic ad developmen-

tally disabled children: *Psychoeducational Profile* (Vol 1). Baltimore: University Park Press & PRO-ED, Austin: Texas.
21. Schopler, E., Reichler, R. J. DeVellis, R. F., & Daly, K. (1980). Toward objective classification of childhood autism: Childhood Autism Rating Scale (CARS). *Journal of Autism and Developmental Disorders, 10,* 91–103.
22. Schopler, E. (1983). New developments in the definition and diagnosis of autism. In B. B. Lahey and A. E. Kazdin (Eds.), *Advances in Clinical Child Psychology.* New York: Plenum.
23. Schreibman, L. & Lovaas, O. I. (1973). Overselection response to social stimuli by autistic children. *Journal of Abnormal Child Psychology, 1,* 152–168.
24. Wing, L. & Gould, V. (1978). Systematic recording of behaviors and skills of retarded and psychotic children. *Journal of Autism and Childhood Schizophrenia, 8*(1), 79–98.

著者紹介

エリック・ショプラー（Eric Schopler Ph. D.）（1927～2006）
1964 年　シカゴ大学臨床小児発達学博士号取得
　　　　　ノースカロライナ大学医学部精神科教授，TEACCH 部部長
　　　　　「JOURNAL OF AUTISM AND DEVELOPMENTAL DISORDERS」編集長歴任

監訳者略歴

佐々木正美（ささき　まさみ）
1966 年　新潟大学医学部卒業
1969 年　ブリティッシュ・コロンビア大学児童精神科に留学
現　職　川崎医療福祉大学医療福祉学科教授，ノースカロライナ大学精神科臨床教授
著訳書　自閉症の TEACCH 実践（岩崎学術出版社），自閉症の治療教育プログラム（監訳，ぶどう社），児童精神医学の臨床（ぶどう社），自閉症児の発達単元 267（監訳，岩崎学術出版社）他

共訳者

青山　均（あおやま　ひとし　㈶明治安田こころの健康財団広報・支援部長）
古屋照雄（ふるや　てるお　元ワークセンターけやき施設長）

日本の記述例提供者

安倍陽子（あべ　ようこ　横浜市東部地域療育センター　臨床心理士）
諏訪利明（すわ　としあき　海老名市わかば学園園長）

新装版
CARS 小児自閉症評定尺度　　　　　　　　　　1989 ©

発　行	第 1 刷	1989 年 5 月 18 日
	新装版 1 刷	2008 年 3 月 31 日
	新装版 7 刷	2022 年 10 月 4 日

監訳者　佐々木正美

発行者　杉田　啓三

検印省略

印　刷　教文堂

製　本　(株)若林製本工場

発行所　岩崎学術出版社　　東京都千代田区神田駿河台 3-6-1
　　　　　　　　　　　　　電話 03(5577)6817

ISBN 978-4-7533-0804-0　乱丁・落丁本はおとりかえいたします。

自閉症児の発達単元267　●個別指導のアイデアと方法
E・ショプラー他著　佐々木正美・青山均監訳
267単元の具体的な療育指導法マニュアル書。家庭や教室で豊富なスキルの中から，適切な教育方策を発展，実施できる。

自閉症のコミュニケーション指導法
E・ショプラー他著　佐々木正美・青山均監訳
コミュニケーションの障害をもつ自閉症児に，日々の生活のあらゆる場面で役立つスキルを提供している。

新装版CARS　●小児自閉症評定尺度
E・ショプラー他著　佐々木正美監訳
15項目からなる行動特性を通して、正常から重度異常までを評定する。狭義の専門家以外の療育従事者にも診断可。

―――＊―――＊―――

自閉症のTEACCH実践
佐々木正美編集
TEACCHプログラムを日本で，どのように取り組み，実践しているかを具体的に紹介。

青年期自閉症へのサポート●青年・成人期のTEACCH実践
佐々木正美監修・梅永雄二編著
学校卒業後における就労，余暇，居住等のサポートのあり方を具体的に探る。

児童精神科医が語る●響きあう心を育てたい
佐々木正美著
ごく普通の子どもがごく普通に育つことが難しい時代，今子どもに必要なものは。著者の30年にわたる臨床から，やさしく，鋭く語る。

現代の子どもと強迫性障害
中根晃監修，広沢正孝，広沢郁子編著
子どもの強迫の歴史，理論，研究そして最先端の科学的側面が簡潔に述べられている。実践臨床も網羅されている。

CARS記述用紙

	④ 身体の使い方	⑧ 聴覚による反応	⑫ 非言語性のコミュニケーション
① 人との関係	⑤ 物の扱い方	⑨ 味覚・嗅覚・触覚反応とその使い方	⑬ 活動水準
② 模倣	⑥ 変化への適応	⑩ 恐れや不安	⑭ 知的機能の水準とバランス
③ 情緒反応	⑦ 視覚による反応	⑪ 言語性のコミュニケーション	⑮ 全体的な印象

CARS

CHILDHOOD AUTISM RATING SCALE （小児自閉症評定尺度）

ケースNo. _____

氏　名 _____（男・女）

生年月日 ____年____月____日（____歳____カ月）

評定年月日 ____年____月____日（第____回目）

評定者 _____

合計得点 _____点

自閉症ではない（15～29.5）_____

軽・中度自閉症（30～36.5）_____

重度自閉症（37～60）_____

CARS スコアリングシート

注意：CARS記述用紙の記載事項を参照してから、各項目の得点を合計する。
（各項目に1つ○をつける）

		正常範囲内	軽度の異常		中度の異常		重度の異常
1	人との関係	1	1.5	2	2.5	3	3.5	4
2	模倣	1	1.5	2	2.5	3	3.5	4
3	情緒反応	1	1.5	2	2.5	3	3.5	4
4	身体の使い方	1	1.5	2	2.5	3	3.5	4
5	物の扱い方	1	1.5	2	2.5	3	3.5	4
6	変化への適応	1	1.5	2	2.5	3	3.5	4
7	視覚による反応	1	1.5	2	2.5	3	3.5	4
8	聴覚による反応	1	1.5	2	2.5	3	3.5	4
9	味覚・嗅覚・触覚反応とその使い方	1	1.5	2	2.5	3	3.5	4
10	恐れや不安	1	1.5	2	2.5	3	3.5	4
11	言語性のコミュニケーション	1	1.5	2	2.5	3	3.5	4
12	非言語性のコミュニケーション	1	1.5	2	2.5	3	3.5	4
13	活動水準	1	1.5	2	2.5	3	3.5	4
14	知的機能の水準とバランス	1	1.5	2	2.5	3	3.5	4
15	全体的な印象	1	1.5	2	2.5	3	3.5	4

合計得点 _____点

（合計得点は表紙に転記すること）